MÉDECINE

OPÉRATOIRE.

PETIT TRAITÉ

DE
MÉDECINE OPÉRATOIRE,

OU
RECUEIL DE FORMULES

A L'USAGE DES SAGES-FEMMES ET DES OFFICIERS
DE SANTÉ ;

Par Jules HATIN,

Docteur en médecine de la Faculté de Paris ; professeur agrégé à la même Faculté, professeur particulier d'accouchemens, de maladies des femmes et des enfans, et de médecine légale ; membre de l'Académie des Sciences, Inscriptions et Belles-Lettres de Toulouse ; correspondant de la Société de médecine, chirurgie et pharmacie de la même ville ; membre des Académies de Pise et de Palerme ; académicien de l'Athénée de Forli ; correspondant de la Société médico-chirurgicale de Bologne ; du Cercle chirurgical de Montpellier ; de la Société de médecine pratique de la même ville ; de la Société médicale de Tours ; de la Société de médecine de Rouen ; du Cercle médical (ancienne Académie) ; titulaire de la Société anatomique ; ancien chirurgien interne de première classe des hôpitaux de Paris ; membre de la Société physico-médicale de Moscou , etc., etc.

PARIS,

CHEZ BOISJOLIN ET Cⁱᵉ, LIBRAIRES,
Rue de l'École-de-Médecine, n° 3,
ET CHEZ GERMER-BAILLÈRE, LIBRAIRE,
même rue , n° 13.

1831.

Epernay, Imp. de WARIN-THIERRY et FILS;
et à Paris, quai de l'Horloge du Palais, n° 61.

PRÉFACE.

NOTRE intention, en publiant ce travail (1), a été de fixer l'attention des élèves sages-femmes et des officiers de santé, sur divers points dont ils négligent ordinairement beaucoup trop l'étude.

Les opérations qu'ils sont appelés à pratiquer, ne présentent jamais, par elles-mêmes, de bien grandes difficultés, et pourtant elles n'en méritent pas moins une étude

(1) Les leçons que nous publions aujourd'hui étaient depuis long-temps rédigées et enseignées par nous aux élèves sages-femmes qui suivent, chaque année, nos cours d'accouchemens.

approfondie; car, lorsqu'elles sont mal faites, elles peuvent être suivies des accidens les plus graves, et même de la mort. Nous pourrions rapporter ici beaucoup de faits à l'appui de ce que nous avançons; mais il suffira d'en citer quelques-uns.

La saignée, par exemple, cette opération que les plus ignorans pratiquent tous les jours sans crainte, et souvent avec bonheur, la saignée peut être l'occasion de beaucoup d'accidens; elle peut, en particulier, entraîner la piqûre de l'artère humérale. Qui ne voit, alors, à quels dangers sont exposées les malades? Qui ne sait que la ligature des deux bouts de l'artère doit être faite, que cette ligature peut avoir pour résultat la gangrène, et qu'enfin l'amputation du membre peut devenir indispensable ?

La section du filet, cette autre opération si simple et si facile entre des mains habiles, a aussi ses dangers. En effet, si l'instrument tranchant vient à être mal dirigé, ou porté trop loin, il peut diviser les artères qui rampent sous la face inférieure de la langue, et donner lieu à une hémorrhagie mortelle.

Il importe donc beaucoup de mettre les sages-femmes et les officiers de santé à même d'étudier, sans peine, les dispositions des parties sur lesquelles ils doivent agir, et de leur indiquer en même temps les précautions qu'ils doivent prendre pour éviter sûrement toute espèce d'accidens.

Outre la saignée et la section du filet, il est encore d'autres petites opérations que les sages-femmes et les officiers de santé sont dans l'habitude de pratiquer; la vaccination est de ce nombre. Il nous a donc paru utile de consigner ici tout ce qu'il faut savoir pour pratiquer avec succès cette opération. Nous avons, à dessein, insisté sur les caractères distinctifs de la vraie et de la fausse vaccine.

Le cathétérisme est une opération fort simple chez les femmes en santé et en état de vacuité; mais, lorsque, par suite du développement de l'utérus, le canal de l'urètre a changé de rapports et de direction, ou que les organes génitaux ont été affectés de maladie, il n'est pas toujours aussi facile de faire pénétrer la sonde dans la vessie. Nous avons donc cru devoir faire connaître les changemens qui peuvent survenir du côté des organes génitaux externes, et les précautions à prendre pour sonder toujours avec succès.

Les pessaires et les bouts de seins sont d'un usage journalier, et cependant beaucoup de sages-femmes et d'officiers de santé n'ont, sur ces instrumens, que des connaissances fort superficielles. Aussi nous a-t-il paru convenable d'en dire quelques mots, renvoyant, pour les détails, à notre *Cours complet d'accouchemens et de maladies des femmes et des enfans* (1).

L'administration des médica-

____

(1) Un fort volume in-8°, avec planches et tableaux synoptiques.

mens est un point sur lequel les sages-femmes sont presque toujours embarrassées ; elles ne se doutent, le plus souvent, ni des doses ni du mode d'administration. Il était donc indispensable de leur donner ici les formules des remèdes les plus usités, et de leur expliquer comment ces remèdes doivent être administrés.

La péritonite puerpérale étant une des maladies que les sages-femmes ont le plus souvent à traiter, nous avons exposé en raccourci les moyens que cette inflammation réclame.

Enfin, comme les sages-femmes peuvent être consultées sur la syphilis, nous avons dit quelques mots du traitement de cette maladie.

Pour être autant complet que possible, nous avons cru devoir mettre sous les yeux de sages-femmes et des officiers de santé les règles à observer dans la confection des médicamens les plus usités, soit durant la grossesse, soit pendant ou après le travail de l'accouchement; de cette manière ils pourront, sans peine, s'habituer à préparer les différens médicamens dont l'usage leur paraîtra indiqué.

Bien convaincu, d'ailleurs, qu'avant tout il fallait être précis, nous avons évité soigneusement d'entrer dans des détails qui auraient pu n'être pas compris, et jeter du doute dans l'esprit.

Bien pénétré de l'importance de notre tâche, nous avons fait tous nos efforts pour la remplir dignement. Trop heureux, mille fois, si nous avons atteint le but que nous nous sommes proposé.

EXPLICATION

DES SIGNES ABRÉVIATIFS.

———

℞ signifie prenéz.

℔ livre, vaut 16 onces.

℥ once, vaut 8 gros.

ʒ gros, vaut 3 scrupules.

℈ scrupule, vaut 24 grains.

gr.   grains.

poig. poignée, ce que la main peut contenir.

pin.   pincée, ce que l'on peut saisir entre l'indicateur et le pouce.

gutt. goutte.

j	un.	vj	six.
ij	deux.	vij	sept.
iij	trois.	viij	huit.
iv	quatre.	ix	neuf.
v	cinq.	x	dix.

Deux livres de liquide.. un litre.
Une livre   *id*. . . . un demi-litre.
Huit onces   *id*. . . . un demi-setier.
Quatre onces   *id*. . . . une verrée.
Une demi-once *id*. . . . une cuillerée à
                     bouche.
Un gros   *id*. . . . un cuillerée à
                     café.
Un grain   *id*. . . . une goutte.

PETIT TRAITÉ

DE

MÉDECINE OPÉRATOIRE.

DE LA SAIGNÉE.

On donne communément le nom de saignée, à l'opération qui consiste à ouvrir un ou plusieurs vaisseaux pour en tirer du sang.

La saignée est dite *générale*, lorsqu'elle porte sur une veine ou sur une artère, et *locale*, lorsqu'elle porte sur les vaisseaux capillaires.

La saignée générale ne se pratique que sur les veines, excepté dans quelques cas très-rares où on ouvre l'artère temporale.

La saignée locale peut être faite sur tous les points de la surface du corps.

Les *causes* qui obligent le plus souvent à recourir à la saignée, sont : la pléthore générale, les congestions au cerveau, annoncées par la céphalalgie, la pesanteur de la tête, la rougeur de la face, les étourdissemens, les vertiges, les tintemens d'oreilles, etc. ; les congestions vers la poitrine ou la matrice, la suppression accidentelle des règles ou des lochies, la dilatation très-grande des varices, les hémorrhoïdes; certaines hémorrhagies par le nez, la bouche ou les parties de la génération; les convulsions, la rigidité du col de la matrice et des parties génitales externes au moment de l'accouchement, enfin, la métrite, la péritonite, l'engorgement inflammatoire des mamelles, etc.

La saignée générale doit être pratiquée toutes les fois que les femmes sont robustes, et qu'il s'agit seulement de désemplir le système circulatoire. Elle mérite aussi la préférence dans certaines hémorrhagies de la matrice; elle doit, dans ce dernier cas, être pratiquée à l'un des bras.

La saignée locale est surtout utile dans la pleurodynie, dans l'inflammation des mamelles, du péritoine, de la matrice, etc. Souvent on rend son effet plus sûr, en la faisant précéder d'une ou de plusieurs saignées générales, selon la force des malades.

DE LA SAIGNÉE GÉNÉRALE.

La saignée générale peut être pratiquée à la tête, au cou, au bras, au pied, et, en général, sur toutes les veines superficielles. Nous ne devrions parler ici que de ce qui a rapport au bras et au pied; mais, voulant donner un traité complet de la saignée, nous dirons aussi quelques mots sur celle qu'on pratique à la tête et au cou.

2

On se sert communément d'une lancette pour ouvrir le vaisseau duquel on veut tirer du sang. Le bistouri serait préférable, si on se proposait de diviser l'artère temporale.

Les lancettes dont on peut faire usage pour la saignée, sont de trois sortes, savoir : celle à *grain d'orge*, celle à *grain d'avoine* et celle à *langue de serpent*. Nous conseillons d'employer de préférence la lancette à grain d'orge, parce qu'avec elle il est plus facile de faire à la peau une incision convenable. Nous dirons, en parlant de la saignée du bras, comment on doit tenir l'instrument, et de quelle manière il faut s'y prendre pour ouvrir les veines.

Les autres choses nécessaires pour la saignée, sont : une bande de toile pour serrer le bras, un vase pour recevoir le sang, de l'eau tiède pour nétoyer la peau, enfin une compresse carrée et une seconde bande pour panser la petite plaie. Il convient aussi de se munir d'eau froide et de vinaigre, pour remédier à la syncope, si elle survenait.

DE LA SAIGNÉE DE LA TÊTE.

On peut ouvrir, à la tête, la veine frontale, l'angulaire de l'œil, et l'artère temporale : cette dernière est presque toujours celle que l'on préfère.

La saignée de la temporale peut être d'un très-grand secours dans les maladies de l'encéphale.

Procédé opératoire. — Le malade étant couché ou assis sur une chaise, on rase la peau, on s'assure, au moyen du doigt, de la position de l'artère, que l'on divise ensuite transversalement au moyen d'un bistouri.

Lorsqu'il s'est écoulé la quantité de sang voulue, on place sur la petite plaie une compresse carrée, que l'on soutient au moyen de quelques tours de bande convenablement serrés.

DE LA SAIGNÉE DU COU.

Cette saignée est quelquefois indiquée dans les affections cérébrales ; mais l'ouverture de l'artère temporale doit souvent lui être préférée , ses effets étant plus prompts et plus sûrs.

Les veines que l'on saigne au cou sont celles que l'on nomme jugulaires externes ; elles sont situées sur les parties latérales , et font quelquefois, sous la peau qui les recouvre , une saillie fort considérable : cette saillie se remarque surtout chez les femmes maigres , et chez celles qui, par habitude ou par état, crient du matin au soir; les marchandes ambulantes présentent presque toutes cette disposition.

Procédé opératoire. — Le malade étant couché ou placé sur une chaise, et sa tête inclinée à droite, si on saigne à gauche, et *vice versâ*, on comprime la veine au-dessous du point où l'on veut faire la piqûre : ici la compression doit être faite au moyen d'une compresse graduée sur laquelle on applique le pouce, ou le milieu d'une bande déroulée, dont les deux chefs sont confiés à un aide; on a soin de ne pas gêner la respiration.

Lorsque la veine est convenablement distendue, on l'ouvre avec la lancette, que l'on dirige obliquement en haut, et en dehors : de cette manière les fibres du paucier étant coupées en travers, l'ouverture reste béante, et laisse plus facilement couler le sang; on engage d'ailleurs le malade à mâcher quelque chose entre ses dents, afin de rendre l'écoulement encore plus rapide. Comme le sang coule presque toujours en nappe, il convient de placer au-dessous de la piqûre une carte pliée en gouttière.

2.

Lorsque la quantité de sang voulue s'est écoulée, on ferme la plaie au moyen d'une bandelette agglutinative, et on place, par-dessus, une petite compresse que l'on soutient à l'aide de quelques tours de bande médiocrement serrés.

Accidens. — Il peut se faire qu'on intéresse avec la lancette certaines branches du plexus cervical; cet accident a été plusieurs fois mortel. On l'évitera toujours sûrement, en faisant la piqûre dans l'étendue du quart inférieur de la veine.

L'introduction de l'air dans la veine jugulaire est encore un accident qui peut survenir et causer la mort instantanément. Ainsi nous avons vu, lorsque nous étions attaché à l'Hôtel-Dieu de Paris, une malade périr subitement entre les mains de M. *Dupuytren*, au moment où il cherchait à extirper une tumeur située dans le voisinage du cou. Dans la

saignée de la jugulaire, il suffira, pour
prévenir l'accident en question, de n'en-
lever la compression qu'après avoir réu-
ni la plaie (1).

DE LA SAIGNÉE DU BRAS.

Disposition des vaisseaux et nerfs du pli du bras.

Disposition des veines.

Côté externe. — LA VEINE CÉPHALIQUE,
dit le professeur *Lisfranc*, fournit au
niveau du pli du bras, 1° *la radiale superficielle*, qui descend le long de la partie antérieure et externe de l'avant-bras
jusqu'au poignet; 2° *la médiane céphalique*, qui vient au milieu du bras s'a-
nastomoser avec la veine médiane basilique.

(1) Nouv. Élem. de path. méd. chir.

Côté interne. — La veine basilique, plus grosse que la céphalique, arrivée vers le côté interne de l'articulation du coude, fournit, 1° *la médiane basilique*, qui croise le tendon du biceps et l'artère brachiale, et va s'anastomoser avec la médiane céphalique. De cette union naissent deux branches, une profonde et une superficielle qu'on nomme *médiane moyenne*; 2° les deux *cubitales superficielles* qui descendent le long de la partie antérieure et interne de l'avant-bras.

Disposition des artères.

Le plus souvent on ne trouve dans le pli du bras qu'une seule artère, la brachiale, qui se divise, à un travers de doigt au-dessous de l'articulation, en deux branches qu'on nomme, l'une *radiale*, et l'autre *cubitale*. Mais il arrive quelquefois que la division de l'artère brachiale s'opérant dans un point quelconque de la longueur du bras, deux artères se rencontrent au pli du coude. Nous avons trouvé cette disposition sur plusieurs individus, entre autres chez le domestique d'un de nos amis. D'après cela, il est prudent, lorsqu'on pratique la saignée du bras, de ne pas se contenter d'avoir trouvé l'artère dans le lieu qu'elle occupe ordinairement, mais de s'assurer encore si une autre branche artérielle ne se trouve pas au-dessous de la veine qu'on a l'intention d'ouvrir. Ces recherches doivent être faites avant l'application de la ligature, celle-ci pouvant faire cesser toute espèce de pulsation.

L'artère brachiale, d'après la remarque du professeur *Lisfranc*, est quelquefois située très-près de la tubérosité interne de l'humerus, d'où elle se recourbe presque à angle droit, pour venir se rendre sur la partie antérieure et moyenne de l'articulation ; M. *Lis-franc* a déjà observé quatre fois cette disposition.

Disposition des nerfs par rapport aux veines du pli du bras.

Les veines céphalique, médiane céphalique et médiane basilique ne présentent, dans leur voisinage, que peu ou point de filets nerveux. Les veines médiane moyenne, basilique et cubitales en présentent, au contraire, un assez grand nombre, ce qui peut rendre la piqûre de ces veines dangereuse.

Lieu d'élection pour la saignée du bras.

On doit, autant que possible, ouvrir de préférence la veine médiane céphalique à sa partie supérieure ; et, si la chose est possible, la céphalique elle-même, ou la radiale superficielle.

Dans le cas où on serait obligé de piquer la médiane basilique, il faudrait, pour éviter de blesser l'artère, prendre les précautions qu'indique avec tant de soin M. *Lisfranc* dans ses cours de médecine opératoire; ces précautions consistent à bien étudier le trajet de la veine par rapport à celui de l'artère, et à ne jamais porter la lancette sur le point dans lequel les deux vaisseaux se correspondent immédiatement : comme la veine croise l'artère dans une direction plus ou moins oblique, il est toujours possible de l'ouvrir en dedans ou en dehors de cette dernière, et d'éviter ainsi sa lésion.

Procédé opératoire. — Le malade étant assis ou couché, le bras tourné en supination, on commence par s'assurer de la position qu'occupe l'artère brachiale, et, lorsqu'on l'a rencontrée, on cherche encore si une autre branche artérielle ne se trouve pas sous la veine qu'on a l'intention de piquer.

Si cette dernière se trouvait appliquée au tendon du biceps , on ferait mettre l'avant-bras dans une forte pronation.

Ces précautions étant prises, on applique , à trois travers de doigt au-dessus du pli de l'articulation , une bande que l'on sert de manière à interrompre pour un instant la circulation veineuse; on fixe cette bande en dehors du membre , par un nœud à rosette simple. On recommande ensuite au malade de fléchir l'avant-bras sur le bras, et de rouler un corps quelconque entre ses doigts.

On ouvre alors la lancette (1) , dont on place le manche entre ses dents , en ayant soin de tourner le talon de l'instrument du côté de la main qui doit

______

(1) Il faut que la lame forme avec la châsse un angle droit, ou mieux encore, un angle obtus.

opérer. (Il importe beaucoup de se servir de la main droite pour saigner le
bras droit, et de la main gauche pour
saigner le bras gauche.) Lorsque la veine que l'on a l'intention d'ouvrir est suf-
fisamment remplie, on saisit de l'une des
mains, par sa partie postérieure, le
membre sur lequel on veut agir, et on
tend légèrement la peau du pli du bras,
en tirant d'un côté avec le pouce, et
de l'autre avec les quatre doigts réunis.
On fait en même temps, sur la partie
antérieure de l'avant-bras, quelques
frictions, de bas en haut, avec la main
restée libre, afin que la veine soit distendue autant que possible, et on fixe
la colonne du sang avec le pouce de la
main qui tient le bras par sa partie postérieure.

Saisissant alors la lancette entre le
pouce et l'indicateur, et prenant appui
sur la face antérieure de l'avant-bras
avec les trois derniers doigts, on enfonce

l'instrument jusqu'à ce qu'on voie paraî-
tre sur les côtés de sa lame une petite
gouttelette de sang qui indique que la
veine est ouverte; on relève alors le poignet, de manière à agrandir l'ouverture
des tégumens en retirant la lancette.
L'incision faite à la veine doit être oblique de bas en haut et de dedans en dehors.

Pendant que le sang coule, il convient de recommander au malade de
tourner le lancetier, un étui ou un bouchon entre ses doigts, afin de favoriser
le passage du sang des veines profondes
dans celles qui sont situées plus superficiellement.

Lorsqu'on a retiré la quantité de sang
voulue, on ôte la ligature placée autour
du bras, on détruit le parallélisme qui
existait entre l'ouverture de la veine et
celle des tégumens, ou bien encore, on
exerce une légère compression immédiatement au-dessous de la plaie : par

l'une ou par l'autre de ces manœuvres on s'oppose à tout écoulement de sang.

On nettoie alors le bras, en le lavant avec de l'eau tiède, et on place ensuite sur la petite ouverture une compresse carrée, que l'on soutient au moyen d'une bande disposée en 8 de chiffre, et médiocrement serrée. Pendant le pansement, l'avant-bras doit être fléchi sur le bras : il convient même que le malade conserve cette position (1) jusqu'à ce que la piqûre de la saignée soit entièrement cicatrisée, sans quoi la plaie pourrait suppurer, et ne guérir qu'au bout de 8 ou 10 jours.

Le malade qui vient d'être saigné doit rester couché pendant une ou deux heures.

Lorsqu'on veut procéder au nettoie-

____

(1) On soutient l'avant-bras au moyen d'un mouchoir ou d'un ruban de soie placé en écharpe.

ment de la lancette, il convient de la laver à grande eau, et de l'essuyer ensuite avec un linge fin, en ayant soin que la lame soit toujours appuyée sur l'une des moitiés de la châsse.

DIFFICULTÉS DE LA SAIGNÉE.

1° *Veines profondes.* — Les veines que l'on peut ouvrir sont quelquefois tellement profondes, ou entourées d'une telle quantité de graisse, que l'œil ne peut les découvrir. Dans ces cas il faut, après avoir appliqué la ligature au-dessus du coude, promener les doigts en travers du pli du bras, et chercher de cette manière à reconnaître les veines, qui, souvent alors, se présentent sous forme de cylindres plus ou moins résistans. Si on parvient à les découvrir, on marque avec l'ongle le lieu où l'on veut faire l'incision, et on enfonce ensuite la lancette jusqu'à ce qu'elle ait pénétré dans l'intérieur de la veine.

M. *Lisfranc* pense qu'on renoncerait moins souvent à la saignée du bras, lorsqu'il est difficile de reconnaître la présence des vaisseaux, si la ligature restait plus long-temps appliquée, une demi-heure ou une heure, par exemple, et si, pendant son application, le malade contractait fréquemment les muscles de l'avant-bras.

2° *Veines petites.* — L'extrême petitesse des veines rend quelquefois leur ouverture très - difficile. Il faut alors pour plus de sûreté, les diviser en travers.

3° *Veines roulantes.* — Les veines sont quelquefois tellement mobiles, qu'il serait extrêmement difficile de les ouvrir, si on ne prenait d'avance la précaution de les fixer, en les comprimant, avec les doigts, au-dessus et au-dessous du lieu où la piqûre doit être faite.

3.

4° *Cicatrices*. — Le pli du bras, chez certains malades, est couvert de cicatrices épaisses que la lancette aurait peine à diviser; il faut alors piquer au-dessous de ces cicatrices.

5° *Indocilité des malades*. — Lorsque les malades ne peuvent prendre sur eux de ne pas retirer leur bras au moment de la piqûre, il faut absolument les faire fixer par des aides.

6° *Veine accolée au tendon*. — Lorsque la veine, qui doit être ouverte, se trouve accolée au tendon du biceps, il faut faire porter le bras dans une forte pronation.

7° *Présence de l'artère*. — Enfin, lorsque la médiane basilique est la seule veine que l'on puisse saigner, il importe beaucoup de ne jamais l'ouvrir dans le point où elle correspond immédiatement à l'artère brachiale.

ACCIDENS PRIMITIFS DE LA SAIGNÉE.

1° *Saignée blanche.* — Lorsqu'on saigne pour la première fois, on n'enfonce pas toujours assez la lancette pour atteindre la veine : on fait alors ce qu'on appelle vulgairement une saignée blanche. Il convient, dans ce cas, de chercher la veine au fond de la plaie (1), et de l'ouvrir sans faire une nouvelle piqûre à la peau.

2° *Ouverture trop petite de la veine.* — D'autres fois l'ouverture faite à la veine est tellement petite qu'elle s'oblitère presqu'aussitôt. Il faut alors porter de nouveau l'instrument dans le fond de la plaie, et donner à l'incision du vaisseau les dimensions convenables.

(1) L'état de distension, dans lequel elle se trouve alors, fait qu'il est en général facile de la découvrir.

3° *Thrombus.* — L'ouverture de la peau est quelquefois trop étroite relativement à celle de la veine; ce qui fait que le sang, ne sortant pas au-dehors avec assez de facilité, s'infiltre sous les tégumens, et donne lieu à ce qu'on nomme thrombus (1). Cet accident peut aussi être occasioné par le défaut de parallélisme entre l'ouverture de la peau et celle de la veine : on le prévient, dans ce dernier cas, en remettant les ouvertures dans des rapports convenables. Lorsque la tumeur est déjà formée, le sang cesse de couler au-dehors, et on est souvent obligé d'ouvrir la veine dans un autre endroit.

Le thrombus n'est pas, par lui-même, un accident grave, et le temps seul suffit ordinairement pour le dissiper ; cependant il convient, pour hâter la ré-

(1) C'est une petite tumeur dure et violacée qui se forme sous l'incision même des tégumens.

solution, de tremper les linges du pansement dans de l'eau blanchie par une petite quantité d'extrait de Saturne. Le bras devient, par suite de l'extravasation du sang, jaune et violet dans une étendue quelquefois fort considérable : il est bon de prévenir les malades de cette circonstance, afin qu'ils ne s'en effraient pas.

4° *Tumeur lymphatique.* — Lorsque, dans l'incision faite pour ouvrir la veine, on a intéressé quelques vaisseaux lymphatiques, il en résulte quelquefois une petite tumeur indolente et sans changement de couleur à la peau, qui cède ordinairement aux applications légèrement spiritueuses et à la compression; quelquefois cependant on est obligé de donner issue au liquide épanché, au moyen de la lancette.

5° *Morceau de graisse dans l'ouver-*

ture. — Il arrive quelquefois, surtout chez les femmes douées de beaucoup d'embonpoint, qu'un petit morceau de graisse venant à s'interposer entre les lèvres de la plaie, le sang se trouve tout à coup arrêté, ou au moins gêné dans sa sortie. Il faut, dans ce cas, refouler le petit morceau de graisse au moyen d'un stylet mousse, ou bien en pratiquer la resection à l'aide de ciseaux.

6° *Constriction du bras.* — Les manches des vêtemens que portent les femmes sont souvent extrêmement étroites, et lorsqu'on se contente de les faire relever, il arrive quelquefois que le sang cesse bientôt de couler. On a vu, dans des cas semblables, plus d'un chirurgien pratiquer une seconde piqûre, sans succès, bien entendu. On évite sûrement l'inconvénient en question, en faisant déshabiller les malades.

7° *Section de filets nerveux.* — Lorsqu'on ouvre la basilique ou l'une des veines cubitales, on intéresse quelquefois les filets nerveux qui se trouvent dans le voisinage, et on occasione ainsi des douleurs intolérables. Les émolliens, les narcotiques, et quelquefois la section complète du nerf à moitié divisé, sont les moyens qu'il convient de mettre en usage.

8° *Piqûre du tendon.* — La piqûre du tendon ou de l'aponévrose du biceps ne donne que très-rarement lieu à des accidens. Lorsqu'il en survient, comme ils sont presque toujours de nature inflammatoire, il faut avoir recours aux cataplasmes émolliens et anodins.

9° *Syncope.* — La syncope est un des accidens qui accompagnent le plus fréquemment la saignée. Elle peut être le résultat de la frayeur des malades, ou de la perte d'une grande quantité de sang.

Il convient, dans les deux cas, d'arrêter la saignée, de coucher les malades sur le dos, et de les stimuler au moyen d'aspersions froides sur le visage : on peut aussi leur placer sous le nez, du vinaigre, de l'éther ou de l'ammoniaque : ce dernier liquide doit-être employé avec beaucoup de précautions; il suffit presque toujours de promener sous les narines le bouchon du flacon dans lequel il est renfermé.

Les frictions sur la région du cœur sont quelquefois aussi d'un grand secours.

10° *Blessure de l'artère.* — La blessure de l'artère brachiale n'est pas aussi rare qu'on pourrait le penser aujourd'hui, en ayant égard aux immenses progrès de la chirurgie. Cet accident, le plus grave de tous, est cependant bien facile à éviter, puisqu'il suffit pour cela, ou bien de ne jamais saigner la veine qui se trouve placée sur l'artère, ou

bien de ne l'ouvrir jamais dans le point
de contact; toujours, ainsi que l'ob-
serve le professeur *Lisfranc*, la veine
médiane basilique croise à angle plus
ou moins aigu l'artère humérale, de
telle sorte qu'il est toujours possible de
l'ouvrir au-dessus ou au-dessous du point
où elle correspond immédiatement à
l'artère : plus l'angle formé par la veine
médiane avec l'axe de l'artère humérale
se rapproche de l'angle droit, plus les
principes établis sont faciles à mettre
en pratique.

Une autre précaution toujours bonne
à prendre, lorsqu'on est obligé de saigner dans le voisinage de l'artère, c'est
d'enfoncer la lancette dans une direction fort oblique.

Il arrive quelquefois, ainsi que nous
l'avons dit plus haut, que deux artères
se recontrent au pli du bras; il suffit,
pour les reconnaître, de toucher avec
l'extrémité de l'indicateur de l'une des

mains , on sent alors , sur le trajet qu'elles occupent, des battemens toujours très-distincts.

On reconnaît que l'artère est ouverte, à la couleur vermeille du sang, qui se mêle à celui qui s'échappe de la veine, et surtout à son jet saccadé. Si on comprime l'artère au-dessus de la piqûre, il ne s'écoule plus au-dehors que du sang veineux; si, au contraire, on comprime au-dessous, le sang veineux est arrêté , et le sang artériel sort seul par la plaie.

Lorsqu'on a reconnu l'accident, « il « faut, dit le professeur *Richerand* , con- « server son sang-froid, et dérober, s'il « est possible, la connaissance du dan- « ger, soit au malade, soit aux specta- « teurs; faire une saignée abondante, « et glisser adroitement une petite pièce « de monnaie dans la compresse qui doit « être appliquée immédiatement sur la « plaie. On emploiera ensuite deux

« bandes roulées, afin de couvrir toute
« la longueur du membre, depuis la
« main jusqu'à l'épaule, et d'exercer
« une compression assez forte pour apla-
« tir l'artère blessée. On renouvellera
« l'appareil toutes les fois que le relâ-
« chement des bandes l'exigera, et on
« en continuera l'emploi durant quatre
« ou cinq semaines, temps nécessaire
« pour l'oblitération du vaisseau. »

On peut encore, ainsi que le dit *La-
faye*, arrêter l'hémorrhagie, en exer-
çant la compression au moyen de plusieurs compresses disposées en pyrami-
de, et maintenues par un bandage roulé.

La compression ne suffit pas toujours
pour guérir les malades, et le plus souvent on est obligé de mettre l'artère à
nu, au moyen d'incisions, pour pratiquer la ligature. Cette opération doit
être faite par un chirurgien habile. M.
Lisfranc pense que la compression exer-
cée dans l'intention d'obtenir l'oblité-

ration de l'artère, expose à des inflammations graves, et à des anévrismes faux
consécutifs; il faut toujours, selon lui,
préférer la ligature.

Le sang, après que l'artère a été blessée, ne continue pas toujours de s'écouler au-dehors : il s'infiltre quelquefois
dans le tissu cellulaire environnant, et
donne lieu à une tumeur que l'on nomme *anévrisme faux primitif :* cette tumeur
se distingue des autres principalement
par la nature du sang qui s'est écoulé au-
dehors avant sa formation, et aussi quelquefois par un léger frémissement, ou
même par des battemens bien pronon-
cés. L'anévrisme faux primitif doit être
traité par un homme instruit.

ACCIDENS CONSÉCUTIFS.

11.º *Destruction de la cicatrice.* —Lorsqu'on serre trop le petit appareil que l'on
place sur la piqûre de la saignée, il arrive

quelquefois que le sang veineux, gêné dans son retour, déchire la cicatrice à peine commencée, et s'écoule au-dehors. Il suffit, pour prévenir ou combattre cet accident, de ne serrer que médiocrement la bande, et de placer le membre dans la demi-flexion.

12° *Douleur et engourdissement.* — Certains malades conservent, pendant quelque temps après la saignée, une douleur plus ou moins intense, qui s'étend à toute la partie antérieure de l'avant-bras, et s'accompagne quelquefois d'un engourdissement fort incommode. Ces douleurs, cet engourdissement cèdent ordinairement au repos et aux applications émollientes et narcotiques ; des onctions faites sur toute l'étendue du membre avec le laudanum liquide de *Sydenham*, produisent ordinairement de très-bons effets.

13° *Retard dans la cicatrisation.* —

4.

Lorsque lés malades n'ont pas le soin, après la saignée, de tenir leur avant-bras dans la demi-flexion et le repos pendant au moins vingt-quatre heures, il arrive souvent que la réunion de la petite plaie ne se fait pas par première intention, et qu'il se forme de la suppuration entre les lèvres de la division. Souvent alors il faut quinze jours, trois semaines, et même un mois pour que la guérison s'opère. On prévient sûrement cet inconvénient en recommandant aux malades de soutenir leur avant-bras au moyen d'une écharpe, et de garder le repos pendant un ou deux jours.

14° *Phlegmon.* —Lorsqu'on s'est servi d'une lancette malpropre ou mal acérée, il survient quelquefois, dans le lieu et aux environs de la piqûre, un phlegmon plus ou moins intense, qu'il faut combattre par la saignée, les sangsues, les cataplasmes émolliens, les bains, la diète, les boissons délayantes, etc. Si un abcès venait à se former, il faudrait en pratiquer de bonne heure l'ouverture.

15° *Phlébite*. — La veine sur laquelle on a pratiqué la saignée devient quelquefois le siége d'une inflammation qui peut avoir les suites les plus funestes.

On la reconnaît à la douleur et à la rougeur qui surviennent dans le trajet de la veine enflammée, à l'espèce de corde que cette dernière forme sous la peau, à l'état de la piqûre qui fournit une suppuration plus ou moins abondante, etc.; ces différens signes locaux sont presque toujours accompagnés d'une réaction fébrile fort intense.

La phlébite peut se terminer par résolution, mais le plus souvent elle passe à l'état de suppuration, surtout lorsqu'elle a une étendue considérable.

On oppose à la phlébite les applications émollientes et narcotiques (1), les bains, les sangsues (2) sur le trajet du vaisseau enflammé, la compression du membre, les saignées générales, la diète et les boissons délayantes. Lorsque des abcès viennent à se former, on doit en faire aussitôt l'ouverture.

DE LA SAIGNÉE DU POIGNET.

Lorsque la saignée est absolument impraticable au pli du bras, on peut ouvrir les veines les plus apparentes qui se trouvent au poignet, ou sur le dos de la main.

(1) Ces applications ont souvent réussi à M. SERRE, dans les phlébites commençantes. (LISFRANC ; *Nouv. consid. sur la saignée.*)

(2) M. LISFRANC pense, d'après beaucoup de faits, que l'application répétée d'un grand nombre de sangsues sur le trajet de la veine, doit toujours empêcher la phlegmasie de pénétrer dans l'intérieur des grandes cavités. (*Nouv. consid. sur la saignée.*)

On doit procéder ici d'après les mêmes règles que pour la saignée du bras.

DE LA SAIGNÉE DU PIED.

Les veines que l'on saigne au pied sont les saphènes externes et internes; on choisit presque toujours de préférence ces dernières, parce qu'elles sont plus apparentes que les autres.

Les choses nécessaires pour l'opération sont : un seau rempli à moitié d'eau chaude, un drap plié en plusieurs doubles, une bande pour serrer la jambe, une chandelle, si on est dans un lieu obscur, et de plus, une petite compresse carrée et une longue bande, pour panser le malade après l'opération.

Il faut d'ailleurs se procurer ce qui peut être nécessaire dans le cas de syncope.

Tout étant disposé, on applique une ligature convenablement serrée à trois ou quatre pouces au-dessus des malléoles, après quoi on place la jambe dans l'eau chaude, jusqu'à ce que la veine que l'on veut ouvrir soit bien remplie.

Retirant alors la jambe de l'eau, et plaçant le talon du malade sur son genou, garni d'un drap, l'opérateur saisit la lancette, préalablement tenue entre ses dents, et fait à la veine saphène, un peu au-dessus de la malléole, une incision oblique de plusieurs lignes d'étendue.

Si la veine était roulante, il faudrait avoir soin de la fixer avant que de chercher à l'ouvrir.

Il faut de toute nécessité se servir de la main droite pour saigner la jambe droite, et *vice versâ*.

Aussitôt la veine ouverte, on remet la jambe dans l'eau, et on recommande au malade de mouvoir son pied, afin de faciliter la sortie du sang.

Lorsqu'on juge, à la coloration de l'eau, que la saignée est assez forte, on ôte la ligature, on retire la jambe de l'eau, et on applique sur la petite plaie une compresse que l'on soutient au moyen d'un bandage en huit de chiffre, *dit en étrier*.

Le malade doit ensuite garder le repos pendant un ou deux jours.

Accidens.

La saignée du pied n'expose guère qu'à la lésion de quelques filets nerveux, et aux douleurs qui en sont la suite. On oppose à ces accidens les émolliens et les narcotiques. S'il survenait de l'inflammation, on la traiterait comme il a été dit plus haut en parlant de la saignée du bras.

DE LA SAIGNÉE LOCALE.

On appelle ainsi celle que l'on pratique aux vaisseaux capillaires, soit à l'aide des sangsues, soit à l'aide des ventouses scarifiées. Les sangsues sont plus généralement employées, parce qu'elles produisent des effets plus certains, et aussi parce qu'elles causent moins d'effroi aux malades.

La saignée locale convient surtout lorsqu'il s'agit de combattre l'inflammation de la matrice ou du péritoine, ainsi que l'engorgement inflammatoire qui survient si souvent aux seins après l'accouchement. Dans ce dernier cas, c'est au pourtour du sein malade qu'il convient d'agir, et non sur le mal lui-même. La saignée locale est aussi fort utile dans l'apoplexie, la pleurésie, etc. Toutefois elle ne réussit jamais mieux, dans tous ces cas, que lorsqu'elle a été précédée d'une ou de plusieurs saignées générales.

La saignée locale est aussi fort utile pour combattre l'hémoptysie ou le vomissement de sang, rappeler les règles, ou diminuer leur abondance ; elle est encore d'un grand secours lorsqu'on veut rappeler le flux hémorrhoïdal , ou dégorger les tumeurs qui se forment au pourtour de l'anus. M. *Alibert* vante ses bons effets dans les convulsions de l'enfance produites par le travail empêché de la dentition.

La saignée locale peut être pratiquée sur tous les points du corps , y compris le commencement des membranes muqueuses ; cependant il est quelquefois prudent de s'éloigner des points occupés par de gros vaisseaux ou par des nerfs superficiellement placés.

DE LA SAIGNÉE PAR LES SANGSUES.

Les sangsues sont aujourd'hui trop bien connues pour qu'il soit utile d'en faire ici l'histoire; nous dirons seulement qu'il faut toujours choisir celles qui sont d'une grosseur moyenne, et qui se meuvent avec rapidité.

Le nombre des sangsues doit être proportionné à la force des malades , à l'intensité des symptômes que l'on cherche à combattre , et à la quantité de sang que l'on veut obtenir.

Dans les inflammations du péritoine et de la matrice, il convient toujours d'en mettre un grand nombre à la fois, comme vingt , quarante ou soixante ; chez les enfans , une ou deux suffisent quelquefois.

Le lieu de l'application des sangsues varie selon le siége de la maladie à laquelle on les oppose : dans la péritonite, on les dissémine sur le ventre ; dans la métrite , on les place sur la région hypogastrique , et quelquefois en même temps à l'anus ou aux parties génitales ; dans la suppression des menstrues, on les applique à la partie supérieure et interne des cuisses, ou mieux, en dedans des grandes lèvres, sur le commencement de la membrane muqueuse qui tapisse les organes génitaux. Lorsqu'on veut rappeler le flux hémorrhoïdal , c'est à l'anus qu'il faut placer les sangsues. Dans l'apoplexie, on les applique au cou et derrière les oreilles.

Quel que soit l'endroit qu'on ait choisi , il faut toujours nettoyer la peau avec soin, et l'humecter ensuite avec du sang, du lait ou de l'eau sucrée. Sans ces précautions, les sangsues refusent souvent de s'attacher. Quelques frictions avec la main sont aussi quelquefois fort utiles.

Quant aux sangsues , elles doivent être retirées de l'eau depuis quelque temps, car alors elles sont plus avides, et s'attachent plus promptement. Il convient aussi, pour plus de sûreté, de les sécher en les chauffant pendant quelques secondes à travers un linge.

Application. — Les malades doivent être assis ou couchés, et garnis de draps ou de serviettes convenablement disposés. On doit avoir à sa disposition une bougie, des pinces, plusieurs bassins, de l'eau chaude, de l'eau froide et des éponges. Il faut, autant que possible, éviter d'exposer les malades au froid.

Lorsque les sangsues doivent être appliquées dans un lieu fort étroit, il convient de les placer dans un verre à liqueur garni d'une compresse au moyen de laquelle on les met en contact avec la peau; on peut aussi les introduire dans des tubes de verre ou de carton, en ayant soin de les faire descendre au moyen d'un piston. Mais, dans les cas les plus ordinaires, on se contente de les placer au centre d'une compresse que l'on renverse sur la peau, et que l'on maintient à l'aide des mains jusqu'à ce qu'on ait la certitude qu'elles sont fixées. Les instrumens particuliers que *Bruninghausen*, *Brewer*, *Delaroche*, *Loefler* et autres ont proposés, ne sont utiles que dans le plus petit nombre des cas.

Lorsque les sangsues sont gorgées de sang, elles se détachent ordinairement d'elles-mêmes; cependant on est quelquefois obligé de hâter leur chute, en les saupoudrant de sel, de poivre ou de tabac; on les place, à mesure qu'elles tombent, dans un vase contenant du sel de cuisine. Une sangsue de grosseur ordinaire, peut, d'après M. *Alibert*, tirer environ une once de sang.

On favorise l'écoulement en lavant les piqûres avec de l'eau chaude, ou en les couvrant d'un large cataplasme émollient. Dans quelques cas particuliers on a recours à l'application d'une ou de plusieurs ventouses.

ACCIDENS DÉPENDANS DE L'APPLICATION

DES SANGSUES.

Hémorrhagie.

De nombreux exemples prouvent que l'application des sangsues peut être suivie d'une hémorrhagie mortelle , surtout chez les enfans ; il importe donc beaucoup , lorsque les piqûres ont fourni une assez grande quantité de sang , d'arrêter tout écoulement par l'un des moyens que nous allons indiquer.

On peut arrêter l'hémorrhagie occasionée par la piqûre des sangsues , en couvrant les petites plaies de morceaux d'agaric ou de charpie saupoudrée de colophane. On peut aussi la suspendre au moyen de la cautérisation pratiquée à l'aide du nitrate d'argent ; mais le moyen qui nous paraît le plus simple et le plus sûr, est celui qui consiste à pincer la portion de peau sur laquelle siége la piqûre , au moyen d'une *épingle de blanchisseuse*, sorte de pince en bois à l'aide de laquelle on fixe le linge aux cordes sur lesquelles on l'étend pour le sécher. Nous ne croyons pas devoir conseiller ici la ligature proposée par quelques chirurgiens, ce moyen étant d'une exécution assez difficile, et ne présentant pas plus de sûreté que le précédent. Nous ne dirons rien non plus des différens modes de compression proposés par les auteurs, celle qu'on exerce au moyen de *l'épingle de blanchisseuse* leur étant préférable sous tous les rapports.

Les ventouses, que quelques personnes ont préconisées, peuvent bien réussir dans quelques cas, mais elles sont loin de présenter les mêmes avantages que *l'épingle* en question; il en est de même de la chaleur appliquée au moyen d'une spatule ou du manche d'une cuillère, à travers une compresse pliée en plusieurs doubles.

Introduction dans les ouvertures naturelles.

Les sangsues peuvent, en s'introduisant et en se fixant dans les fosses nasales, les oreilles, le pharynx, le larynx, le vagin ou le rectum, donner lieu à des accidens plus ou moins graves; mais c'est surtout lorsqu'elles ont pénétré dans l'estomac, que le danger devient pressant. « Rien, dit le « célèbre *Alibert*, dans son excellent « ouvrage de thérapeutique, n'est plus « alarmant que les symptômes qu'elles « occasionent alors. Il survient un sen- « timent d'érosion à l'estomac, des co- « liques atroces, des nausées continuel- « les, un grincement de dents, des agi- « tations, du délire, de la fureur, des « hoquets, des vomissemens, des con- « vulsions, des hémorrhagies et la mort, « si l'on n'administre promptement les « moyens appropriés. » Il suffit dans tous ces cas, pour déterminer la chute et produire l'expulsion de ces animaux, de soumettre les malades à l'inspiration de la fumée de tabac, si les sangsues ont pénétré dans les voies aériennes; de leur faire prendre ou d'injecter, dans leurs parties, de l'eau salée, du vinaigre, ou même du vin pur.

Voici une observation qui prouve l'efficacité de ce dernier moyen :

« Une dame croyant se soulager de « douleurs atroces que lui occasionait « un gonflement considérable des gen-« cives, en appliquant sur le siége mê-« me du mal une sangsue, l'avala. Bien-« tôt après, vive cardialgie, sentiment « d'érosion, et comme de reptation « dans l'intérieur de l'estomac ; parfois « mouvemens convulsifs dans les mem-« bres et dans les muscles de la face, « etc. ; fréquence et irrégularité du « pouls; agitation universelle, visage pâle « et décoloré : la malade paraissait frap-« pée de terreur. On administra quatre « demi-verres de bon vin rouge à un « quart-d'heure de distance ; les acci-« dens se calmèrent aussitôt. La qua-« trième dose de vin suscita un vomis-« sement qui fit rejeter à la malade la

« sangsue morte et beaucoup de matières
« glaireuses mêlées de quelques caillots
« de sang noirâtre. On recommanda
« un régime adoucissant ; on donna
« l'eau de gruau pour boisson. Au bout
« de huit jours la malade était réta-
« blie (1). »

Inflammation des piqûres.

Lorsque les sangsues sont de mauvaise qualité, ou qu'on a négligé de
prendre certaines précautions après leur
application , il arrive assez souvent que
leur piqûre s'enflamme, et devient le siége d'une suppuration plus ou moins
abondante. Les bains, les lotions, les
cataplasmes émolliens suffisent ordinairement pour conduire les malades à
guérison.

On prévient souvent toute espèce
d'inflammation, en lavant les piqûres

____

(1) ALIBERT. *Nouv. élém. de thérap.*

aussitôt après qu'elles ont cessé de saigner, avec de l'eau blanchie par quelques gouttes d'extrait de Saturne.

Érysipèle.

La piqûre des sangsues donne quelquefois lieu à un érysipèle plus ou moins
intense : on le combat par les bains et
les applications émollientes. Il est quelquefois utile de recourir à la saignée générale.

Abcès.

Les piqûres de sangsues sont quelquefois suivies d'abcès qu'il faut ouvrir de
bonne heure, pour se comporter ensuite
comme dans les cas ordinaires.

Escharres.

Nous avons vu plusieurs fois, à l'Hôtel-
Dieu de Paris, les piqûres de sangsues

être suivies de la formation d'escharres plus ou moins étendues en largeur et en profondeur. Cet accident, qui ne peut être attribué qu'à la mauvaise qualité des sangsues, doit être combattu, d'abord par les cataplasmes émolliens, afin de hâter la chute des croûtes, puis par l'application de charpie ou de linge enduit de cérat, jusqu'à parfaite cicatrisation.

Fongosités.

Les piqûres de sangsues deviennent quelquefois le siége de fongosités plus ou moins volumineuses, que l'on détruit par l'excision, ou la cautérisation avec le nitrate d'argent.

Ulcérations et fistules.

Ces accidens sont rares à la suite de l'application des sangsues : lorsqu'ils surviennent, on doit les traiter par la cautérisation.

(61)

Accidens nerveux.

La douleur que déterminent les sangsues, chez certains individus, et en particulier chez les femmes qui sont douées
d'une extrême sensibilité, est tellement
vive qu'elle peut donner lieu au développement d'accidens nerveux graves; il
convient alors de faire tomber les sangsues en les saupoudrant de sel ou de tabac, et de couvrir ensuite leurs piqûres
d'un large cataplasme émollient arrosé
de quinze ou vingt gouttes de laudanum
de *Sydenham.* Il est quelquefois utile
d'administrer à l'intérieur une potion
calmante.

Prurit.

Il arrive souvent que les piqûres de
sangsues deviennent le siége d'une dé-
mangeaison insupportable, que l'on fait
ordinairement cesser par l'application
de cataplasmes émolliens arrosés de laudanum.

DES VENTOUSES SCARIFIÉES.

Lorsqu'on veut pratiquer la saignée locale au moyen de ventouses scarifiées, voici comment il convient de s'y prendre :

On commence par appliquer, sur le point où la saignée doit être faite, une ventouse (1) dans laquelle on fait brû-

(1) Les ventouses ne sont autre chose que des petits globes en verre, que l'on peut très-bien remplacer par des verres à boire.

On a imaginé, dans ces derniers temps, des ventouses à pompe, au moyen desquelles on peut opérer le vide sans avoir recours à la combustion d'étoupes ou de papier ; elles méritent la préférence sur les autres.

MM. Sarlandière et Demours ont aussi proposé un instrument (le bdellomètre) au moyen duquel on peut pratiquer les scarifications dans l'intérieur même de la ventouse, et vider le sang qu'elle contient, sans la détacher de la peau ; mais cet instrument, tout ingénieux qu'il est, ne paraît pas avoir de grands avantages sur la ventouse ordinaire.

ler, au moment même, un peu d'étoupes ou de papier, pour raréfier l'air contenu. La ventouse aussitôt renversée devient adhérente, et la portion de tégumens qu'elle recouvre se gonfle et rou-
git. La tuméfaction étant jugée suffisante, on détache la ventouse avec l'une
des mains, pendant qu'avec l'autre on
presse la peau de manière à faire pénétrer l'air sous la petite cloche ; on pratique alors quinze ou vingt scarifications
d'un quart de ligne à une ligne de profondeur et dans toute l'étendue de la
ventouse : on peut leur donner toute
espèce de direction. Les scarifications
peuvent être faites, soit avec la lancette ou le bistouri, soit au moyen de
l'instrument particulier nommé *scarifi-
cateur*. On réapplique, aussitôt après, la
ventouse une ou plusieurs fois, selon le
besoin, en ayant toujours soin de bien
laver les piqûres.

Dans certains cas il est utile d'appliquer plusieurs ventouses à côté les unes des autres.

Lorsqu'on a retiré la quantité de sang voulue, on couvre les scarifications d'un morceau de diachylon ou de taffetas d'Angleterre, afin de prévenir la suppuration.

———

DES VENTOUSES SÈCHES.

Il n'y a de différence entre l'application des ventouses sèches et celle des ventouses scarifiées, qu'en ce que, dans le premier cas, on ne pratique aucune espèce d'ouverture à la peau ; on se propose seulement alors d'attirer le sang dans la partie sur laquelle on opère le vide.

Les ventouses sèches conviennent très-bien lorsqu'on veut établir un point de révulsion sans affaiblir les individus.

DE LA VACCINE.

On donne communément le nom de *vaccine* au bouton qui se développe après l'insertion, sous l'épiderme, du virus vaccin.

La vaccine se divise en *vraie* et en *fausse*. La première préserve sûrement de la variole (1) *petite-vérole ;* la seconde n'en préserve jamais.

La distinction à établir entre ces deux espèces de vaccine est fort importante , puisqu'on ne peut être certain d'avoir atteint le but désiré que lorsqu'on a reconnu les caractères de la bonne, de la vraie vaccine.

Le bouton de la fausse vaccine se développe presqu'aussitôt après la piqûre;

(1) On rapporte cependant des observations qui tendent à prouver que des individus vaccinés ont été pris de la petite-vérole ; mais alors la maladie a toujours été très-bénigne.

6.

il est plat, ou bien il s'élève en pointe, contient de suite du pus, se dessèche promptement, et ne laisse communément à sa suite aucune trace de cicatrice.

Le travail de la vraie vaccine ne commence ordinairement qu'au bout de trois, quatre, cinq ou six jours : on aperçoit d'abord une petite tache rouge, qui ressemble assez bien à une piqûre de puce; bientôt le bouton se forme; il est blanchâtre, argenté, déprimé à son centre comme celui de la variole, et entouré d'un cercle inflammatoire plus ou moins étendu : c'est alors que les enfans sont souvent pris de fièvre. Au bout de dix à douze jours le bouton contient du pus qui se dessèche bientôt, et forme une croûte noirâtre qui se détache du vingt au vingt-cinquième jour, laissant à sa place une cicatrice enfoncée, inégale, d'abord rougeâtre, et qui, par suite, devient plus blanche que le reste de la peau.

Le vaccin peut être frais ou desséché.
Le premier se transmet de bras à bras;
le second se trouve renfermé dans des
tubes de verre ou de plume, ou bien
encore placé entre deux morceaux de
verre blanc. Quelques personnes en
chargent la pointe d'une lancette, et le
laissent ainsi se dessécher jusqu'au moment de l'opération. Nous croyons cette
manière de faire vicieuse.

M. *Hereau* conseille un procédé qui
nous paraît offrir quelqu'avantage sur les
autres. « Ce procédé, dit l'auteur, aussi
« simple que sûr, et dont nous pouvons
« garantir l'efficacité, n'exige d'autres
« soins, ne demande d'autre attention
« que de tremper le bout d'une plume
« taillée en cure-dent, dans une des gout-
« telettes d'un bouton de vaccine qui
« vient d'être piqué, comme pour en
« extraire le virus par les autres procé-
« dés. Cette plume, qui a été rognée
« dans sa partie pleine ou pennée, à

« laquelle on a laissé quelques lignes de
« longueur , est introduite par son bout
« aigu et chargé de virus dans la
« partie creuse d'une autre plume un
« peu plus grosse, où elle se trouve
« ainsi enfermée comme elle le serait
« dans un petit flacon dont elle serait
« le bouchon. Au moyen de ces pré-
« cautions simples , le virus coagulé sur
« le bout de la plume est en même
« temps garanti des impressions de l'air
« et des frottemens qu'il pourrait éprou-
« ver dans son transport. Une plume
« est nécessaire pour chaque piqûre. »

Pour que le vaccin produise les effets
qu'on en attend , il doit être recueilli
du sixième au septième jour; plus tard
il passe à l'état de suppuration.

On peut vacciner à tout âge , pourvu
que la santé ne soit pas dérangée; il est
cependant préférable de vacciner un
mois ou six semaines après la nais-
sance.

(69)

Procédé opératoire. — L'instrument dont on se sert pour vacciner est une lancette ordinaire, ou mieux une lancette à fer de lance (1).

M. *Hereau* conseille de se servir du bout de la plume sur lequel le virus se trouve desséché. On peut aussi se servir d'une aiguille à coudre.

Lorsqu'on a du vaccin frais à sa disposition, on pratique au bouton qui doit le fournir, une ou plusieurs petites piqûres qui donnent bientôt jour à une gouttelette limpide, transparente, incolore, qui est le vaccin; on charge alors la pointe de la lancette, et on fait avec elle une piqûre très-superficielle(2)

(1) La lancette, au moment de l'opération, doit être ouverte de telle manière que sa lame soit dans la même direction que la châsse, et tenue à plat entre le pouce et les deux premiers doigts.

(2) L'instrument doit glisser immédiatement au-dessous de l'épiderme.

au bras de l'enfant que l'on veut vacciner.

Au moment où on enfonce la lancette, il faut avoir soin de tendre la peau
avec l'autre main, qui doit saisir le bras
par sa face postérieure. On a soin aussi
d'imprimer à l'instrument quelques
mouvemens de rotation, et d'élever son
manche, afin que le vaccin reste plus
sûrement dans la petite plaie. Après
avoir retiré la lancette, on essuie la lame à plat sur la piqûre, afin d'y laisser
tout le vaccin dont elle est chargée.

Quelques auteurs conseillent d'appliquer le pouce sur la petite plaie, au moment où on retire la lancette, afin, di-
sent-ils, d'essuyer entre ses lèvres la
pointe de l'instrument.

Toutefois il faut prendre bien garde
d'enfoncer la lancette trop profondé-
ment, car alors le sang qui devrait s'é-
couler pourrait bien entraîner le vaccin. Les piqûres les mieux faites, quoi-

qu'en disent certains auteurs, sont celles qui ne saignent point du tout.

On pratique successivement à chaque
bras trois ou quatre piqûres, en ayant
soin de laisser entre elles au moins un
pouce d'intervalle. Il est prudent de
charger la lancette à chaque piqûre.

Lorsque le vaccin est desséché, on
est souvent obligé de le délayer dans
une gouttelette d'eau avant que de l'employer.

L'opération étant terminée, il faut
prendre garde que l'enfant ne s'essuie,
et ne l'habiller que quand le sang qui a
pu s'écouler est lui-même bien sec.

Un seul bouton de bonne vaccine suffit pour préserver de la petite-vérole.

Lorsqu'on prend du vaccin sur un enfant, il est prudent de lui laisser au
moins un bouton intact; c'est dire qu'il
n'en faut jamais prendre chez celui qui
n'a qu'un seul bouton.

Il importe beaucoup, quand on a

vacciné un enfant, de suivre ce qui se passe du côté des piqûres, afin de savoir si les boutons qui surviendront seront ceux de la vraie ou de la fausse vaccine.

C'est à tort que l'on a accusé la vaccine de pouvoir transmettre aux enfans les maladies dont sont affectés ceux sur lesquels on prend le vaccin; l'expérience dément chaque jour ce préjugé.

Quelques auteurs pensent qu'au bout d'un certain temps l'action préservatrice de la vaccine cesse, et qu'alors il serait bon de vacciner de nouveau les individus.

M. le docteur *Boffinet* a vacciné sa femme vingt-sept ans après une première vaccine vraie, et le vaccin s'est développé très-régulièrement. Plusieurs enfans furent vaccinés avec le vaccin pris sur madame Boffinet, et de très-beaux boutons de vaccine se développèrent. On peut donc, d'après ce fait, obtenir deux fois l'éruption vaccinale chez quelques individus.

La vaccine ne préservant de la petite-vérole qu'après la fièvre de résorption (dix à douze jours), si l'enfant vacciné venait à être pris de la petite-vérole avant cette époque, il ne faudrait pas pour cela accuser la vaccine d'inefficacité.

DE LA SECTION DU FILET.

Bien que la section du filet de la langue soit une des opérations les plus simples et les plus faciles à pratiquer, il est cependant plus d'une fois arrivé que des gens mal habiles ont dirigé l'instrument tranchant de manière à diviser, en même temps que le filet, les artères de la langue, et ont ainsi déterminé la mort des enfans. L'observation suivante va nous en fournir la preuve.

Iʳᵉ OBSERVATION.

Une sage-femme reçoit un enfant dont le filet s'étend jusqu'à la pointe de la langue, qu'il tient fixée à la paroi inférieure de la bouche. Le sein de la mère ne peut être saisi qu'avec beaucoup de peine; l'opération est décidée.

La sage-femme, qui a toujours entendu dire que la section du filet est la chose du monde la plus simple, et qui n'a d'ailleurs aucune idée des accidens qui peuvent suivre l'opération lorsqu'elle est mal faite, saisit une paire de ciseaux qu'elle glisse sous la langue, sans prendre la peine de la soulever, et coupe ainsi, sans y voir, tout ce qui se trouve entre les branches de l'instrument.

Sans s'inquiéter ensuite si l'opération a été bien ou mal faite, elle couche l'enfant, et le quitte. Le soir, elle revient, mais l'enfant n'existait plus. L'une des artères qui rampent à la face inférieure de la langue avait été divisée, et le sang avalé par l'enfant, jusqu'à extinction de vie.

Cette observation, à laquelle on pourrait en joindre plusieurs autres, prouve assez qu'on ne saurait prendre trop de précautions, pour éviter d'aussi fâcheux accidens.

IIe OBSERVATION.

Un enfant naît avec le filet; il ne peut sortir sa langue, ni téter sa mère; l'opération est indispensable.

La sage-femme qui se charge d'opérer, croit qu'il faut couper à râs la face inférieure de la langue; elle porte les ciseaux à plat, et divise en même temps que le filet une des artères de la langue.

Aussitôt il s'écoule du sang en assez grande abondance; un accoucheur est appelé, une cautérisation est faite, et l'enfant est sauvé.

Nous devrions maintenant donner ici la description du procédé opératoire ; mais l'ayant exposé avec détails dans notre *Cours complet d'accouchemens* (1), nous croyons convenable, pour ne pas nous répéter, d'y renvoyer le lecteur.

DU CATHÉTÉRISME (2)

CHEZ LA FEMME.

Le cathétérisme, chez la femme, est ordinairement d'une exécution très-facile, ce qui tient à la direction presque droite du canal de l'urètre, à sa largeur et à son peu de longueur.

(1) Cours complet d'accouchemens et de maladies des femmes et des enfans, un fort volume in-8°, avec planches et tableaux synoptiques.

(2) On donne le nom de *cathétérisme* à l'opération qui consiste à introduire une sonde dans la vessie, pour en retirer l'urine.

Lorsqu'on veut pratiquer l'opération, il faut se procurer une sonde en argent (vulgairement sonde de femme), et l'enduire d'un corps gras tel que de l'huile ou du beurre. (Si on n'avait pas de sonde en argent, on pourrait se servir d'une sonde en gomme élastique.) Il faut aussi se procurer un vase pour recevoir l'urine, et une bougie allumée, lorsque la femme est placée dans l'obscurité.

La malade étant couchée sur le dos, les cuisses écartées et fléchies sur le ventre, le siége un peu élevé, la sage-femme, placée à droite ou à gauche du lit, écarte avec le pouce et l'indicateur les grandes et les petites lèvres, afin de découvrir l'entrée du canal de l'urètre (méat urinaire) qui se trouve ordinairement au-dessous de la partie moyenne de l'espace triangulaire connu sous le nom de vestibule, et au-dessus de l'entrée du vagin.

7.

Cela fait, on présente la sonde à l'o-
rifice, et on la pousse avec précaution,
en la dirigeant d'avant en arrière, et en
baissant un peu son pavillon jusqu'à ce
qu'elle ait pénétré dans la vessie.

La position de l'orifice de l'urètre, et
la direction du canal, changent à mesure que la grossesse avance. Ainsi, chez
les femmes qui sont à terme, l'orifice
se trouve quelquefois dans l'intérieur
même du vagin, et le canal est dirigé
presque perpendiculairement.

Il suffit de connaître ces changemens
pour savoir de suite quelle modification
il faut apporter dans l'opération du cathétérisme. La sonde, au lieu d'être
portée d'avant en arrière, doit être di-
rigée de bas en haut.

Il arrive quelquefois que les femmes,
retenues par un sentiment de pudeur,
veulent qu'on les sonde à couvert. Pour
y arriver, il faut chercher avec l'indicateur l'entrée de l'urètre, et se servir

ensuite de ce doigt comme d'un guide, pour diriger l'instrument.

Si les yeux de la sonde venaient à être fermés par des mucosités ou par tout autre corps, on se servirait du stilet pour les déboucher.

DES PESSAIRES.

Les maladies auxquelles on oppose le plus ordinairement les pessaires, sont le prolapsus de la matrice, l'anté-version, la rétro-version, l'anté-flexion, la rétro-flexion et le prolapsus du vagin.

Ayant traité avec détails de tous ces déplacemens, dans notre *Cours complet d'accouchemens*, nous n'y reviendrons pas ici.

Nous nous abstiendrons également de parler de l'introduction des pessaires, ayant exposé dans le même ouvrage tout ce qui a trait à l'application de ces instrumens ; seulement nous dirons , à propos de l'observation suivante , qu'il importe beaucoup, lorsqu'on veut employer les pessaires en gomme élastique, de donner la préférence à ceux que vient d'imaginer madame *Rondet*, l'une de nos sages-femmes qui s'occupent le plus des progrès de leur art.

Ces pessaires sont d'une souplesse fort remarquable, ce qui n'empêche pas qu'ils soient en même temps imperméables et fort élastiques. Leur introduction dans le vagin est plus facile et moins douloureuse que celle des pessaires ordinaires ; ils ne contondent pas les parties avec lesquelles ils se trouvent en contact, et peuvent être plus facilement supportés par les malades.

« Une jeune dame de 28 ans, ayant « eu plusieurs enfans , était, depuis son « avant-dernière couche, affectée d'un « prolapsus qui lui occasionait beaucoup « d'incommodités. Elle fut soumise à

« l'usage du pessaire en gomme élasti-
« que, de forme ovale; mais elle ne put
« le supporter, tant étaient vives les
« douleurs qu'elle éprouvait.

« Après quelques jours de repos et
« l'usage de plusieurs bains, on plaça le
« pessaire élastique de madame *Rondet*,
« et sa présence dans les parties n'oc-
« casiona aucune espèce d'accidens. »

———

BOUTS DE SEINS ARTIFICIELS.

Ce n'est pas d'aujourd'hui seulement
qu'on a recours à l'usage des bouts de
seins, lorsque le mamelon, par suite de
maladie, ne peut supporter à nu les suc-
cions de l'enfant : l'emploi de ces appa-
reils remonte au contraire à des temps
fort reculés.

Toutefois les bouts de seins dont on
se servait autrefois, étaient loin de présenter les avantages de ceux qu'on pos-

sède aujourd'hui. Madame *Breton* (1), sage-femme fort distinguée de Paris, a consacré plusieurs années de sa vie à perfectionner ces instrumens, et, il faut le dire, elle est arrivée à d'heureux résultats.

Les bouts de seins, fabriqués par madame *Breton*, consistent en un petit chapeau de bois ou d'ivoire, surmonté d'une tétine de vache préparée de manière à n'avoir sur la bouche des enfans aucun mauvais effet.

Les tétines sont molles ou desséchées, selon qu'elles doivent être employées à Paris ou transportées dans les départemens. Lorsqu'elles sont desséchées, on les plonge dans de l'eau fraîche jusqu'à ce qu'elles soient ramollies. « Pour cela, « dit madame *Breton*, on se sert d'un « petit verre à liqueur, dans lequel on « place le chapeau renversé de manière

(1) Madame *Breton* demeure faubourg Montmartre, n° 26.

« qu'il n'y ait que les trois quarts envi-
« ron du mamelon qui trempent dans
« l'eau. Lorsque ce dernier a repris sa
« souplesse, on le lave bien, on l'es-
« suie, et on le présente à l'enfant après
« avoir fait tomber dessus quelques
« gouttes de lait ou d'eau sucrée. »

Voici maintenant les précautions que l'auteur recommande de prendre lorsqu'on veut se servir de l'instrument.

« On place le chapeau bien en rapport
« avec le bout du sein, et on le main-
« tient avec deux doigts, afin d'empê-
« cher l'introduction de l'air entre le
« sein et le petit appareil.

« Quand l'enfant a fini de téter, on
« exprime bien le bout du mamelon,
« pour qu'il n'y reste pas de lait, et
« après l'avoir soigneusement lavé et
« essuyé, on le pose sous un verre ordi-
» naire renversé, pour l'empêcher de se
« sécher. Si l'on était long-temps sans
« s'en servir, et qu'il fût sec, on le re-

« mettrait dans l'eau fraîche le temps
« nécessaire pour le ramollir. »

Nous devons ajouter ici, que nous
avons eu souvent l'occasion de nous servir des bouts de seins artificiels de madame *Breton*, et que nous nous en sommes constamment bien trouvé; nous ne
saurions donc trop en recommander
l'usage.

DU SEIGLE ERGOTÉ.

Le seigle ergoté n'est pas, comme l'a
dit un auteur moderne, un remède *inu-
tile, infidèle, dangereux, meurtrier*,
mais bien un des moyens les plus utiles,
les plus énergiques et les plus efficaces
que possède la matière médicale. En
effet, on pourrait, à juste titre, le con-
sidérer comme un spécifique contre
l'inertie de la matrice, puisqu'il a la
propriété de faire renaître, comme par

enchantement, les contractions de cet organe, lorsqu'elles ont été suspendues, et cela sans aucun danger pour la mère non plus que pour l'enfant.

Nous renvoyons, pour les détails sur les doses et le mode d'administration, à ce que nous en avons dit dans notre *Cours complet d'accouchemens* (pag. 103).

DES BAINS.

On doit entendre par bain, l'immersion plus ou moins prolongée du corps dans un milieu autre que celui dans lequel nous vivons habituellement.

Les bains dont on fait le plus ordinairement usage sont ceux d'eau simple ou chargée de divers principes; l'eau peut être chaude, tiède ou froide. On prend aussi des bains de vapeurs, simples ou aromatiques, des bains de marc de raisin, des bains de sable, etc.

Ne voulant nous occuper ici que des bains qu'on administre le plus souvent aux femmes, durant l'état de grossesse, pendant le travail de l'accouchement, et au moment des suites de couches, il ne sera question, dans cet article, que des bains domestiques d'eau chaude ou froide, simple ou composée. Ces bains peuvent être entiers ou partiels.

DES BAINS ENTIERS D'EAU SIMPLE.

Voyons d'abord les effets qu'ils produisent sur l'économie, selon que l'eau est froide, très-chaude, ou chauffée à une température moyenne.

Bain d'eau froide (au-dessous de 15° Réaumur, au-dessous de 18°, 75 thermomètre centigrade).

Frisson, spasme et pâleur de la peau, qui prend l'aspect de celle d'une poule; concentration de la chaleur, accéléra-

tion du pouls et de la circulation, di-
minution du volume du corps, crampes,
engourdissement, envies fréquentes d'u-
riner, etc. Toutefois ces différens effets
sont plus ou moins marqués, selon que
l'eau est plus ou moins froide, que les
individus sont plus ou moins suscepti-
bles, et qu'ils ont ou non l'habitude de
ces sortes de bains.

Les femmes robustes, lorsqu'elles sont
sorties de ce bain, éprouvent une sensa-
tion agréable de chaleur, un bien-être
qu'elles ne ressentent pas habituellement.

Les femmes faibles, au contraire, ressentent pendant long-temps toutes les
incommodités qu'elles ont éprouvées
dans le bain.

Le bain froid peut être généralement
considéré comme tonique; cependant,
chez les personnes faibles, il diminue
l'intensité des propriétés vitales, et agit
comme sédatif; sous ce rapport, il con-

vient beaucoup dans certaines affections nerveuses, à moins que les malades ne soient extrêmement irritables ou trop pléthoriques. Les femmes enceintes doivent aussi s'en abstenir, de même que celles qui sont affectées de maladies cutanées, dont la répercussion pourrait être fort dangereuse. Il est clair qu'on ne doit pas prendre de bains froids pendant l'écoulement des règles.

La durée du bain froid ne doit pas être prolongée au-delà de dix minutes ou d'un quart-d'heure. En sortant de l'eau, les malades doivent être soigneusement essuyées, et frictionnées ensuite, avec de la laine, dans toutes leurs parties.

Les bains froids, conseillés par les peuples du Nord pour les enfans nouveau-nés, peuvent avoir les plus graves inconvéniens; ils durcissent la peau, et s'opposent aux éruptions; il est donc toujours prudent de s'en abstenir, à moins d'indications bien précises.

Bain d'eau très-chaude.

Lorsqu'on entre dans un bain très-chaud, on éprouve un spasme semblable à celui que produit le bain froid, mais de plus courte durée. La peau ne tarde pas à rougir et à se gonfler. La respiration et la circulation s'accélèrent de même que dans le bain froid. La peau se couvre de sueur; de l'oppression et des palpitations surviennent; enfin la tête se prend, et les malades ne tardent pas à être menacées d'apoplexie, si elles ne se hâtent de sortir de l'eau.

Le bain très-chaud affaiblit le corps, et rend toutes les fonctions languissantes; on ne l'emploie que très-rarement. Il est contr'indiqué toutes les fois que les malades sont affectées d'une phlegmasie aiguë très-intense.

Bain d'eau chauffée à une température moyenne.

On éprouve, en y entrant, un bien-être tout particulier ; la respiration et la circulation se font comme auparavant ; la jeune femme nerveuse s'y trouve calme ; elle éprouve, vers la fin, le besoin de sommeiller, et un léger sentiment de froid qui cesse aussitôt que le corps à été séché et recouvert de vêtemens.

Le bain d'eau chauffée à une température moyenne, est essentiellement calmant et relâchant. Il affaiblit lorsqu'on en fait un usage abusif.

Le bain chaud convient pour calmer les spasmes, les douleurs nerveuses, qui se manifestent si souvent dans le commencement de la grossesse (1). Il con-

(1) C'est à tort qu'on a dit que les bains chauds, pris dans le commencement de la grossesse, pouvaient déterminer l'avortement ; ils sont bien plus propres à le prévenir.

vient aussi dans les derniers temps, pour prévenir certaines douleurs, et préparer les parties à l'accouchement, surtout lorsqu'elles présenteut beaucoup de rigidité, comme il arrive chez les femmes qui accouchent pour la première fois dans un âge avancé. Le bain chaud produit encore de très-bons effets, lorsque le col de l'utérus ne se dilate qu'avec peine. Dans ce dernier cas, il doit souvent être précédé d'une ou de plusieurs saignées générales, selon la force des malades et le degré de résistance que présentent les bords de l'orifice.

La durée du bain chaud n'a rien de fixe. Les femmes doivent y rester au moins une heure, à moins qu'elles ne puissent pas le supporter. Dans le cas contraire, elles pourraient séjourner dans l'eau pendant deux ou trois heures, si le besoin l'exigeait; on devrait alors réchauffer le bain à différentes reprises.

La température de l'eau doit être

maintenue entre 28° et 30°, thermomètre de Réaumur.

Lorsque c'est pendant le travail de l'accouchement qu'on met les femmes au bain, il convient de les toucher de temps à autre, afin de s'assurer des progrès du travail, et de se ménager le temps nécessaire pour replacer les malades sur leur lit. Il y aurait de l'imprudence à attendre trop tard.

Lorsqu'on met les femmes au bain après l'accouchement, dans l'intention de combattre une inflammation de la matrice ou du péritoine, il faut prendre bien garde qu'elles ne se refroidissent, car, loin de retirer du bain quelqu'avantage, elles ne manqueraient pas d'éprouver un surcroît d'intensité dans les symptômes de leur maladie; d'ailleurs la suppression brusque des lochies en serait la suite inévitable, si déjà l'écoulement n'avait cessé avant l'immersion dans l'eau.

DES BAINS COMPOSÉS.

Les bains d'eau simple ne remplissent pas toujours toutes les indications qui se présentent chez les malades. Ainsi, dans beaucoup de cas, la peau est affectée d'éruptions plus ou moins étendues, qui demandent qu'on emploie des bains d'une nature particulière. C'est alors qu'il convient souvent d'ajouter à l'eau du bain une forte décoction de son ou de guimauve, de la gélatine, du sulfure de potasse, quelque substance saline, etc. ; mais dans tous ces cas, les sages-femmes doivent avoir recours aux avis d'un médecin éclairé.

DES BAINS PARTIELS.

On appelle ainsi ceux dans lesquels une partie du corps seulement est plon-gée : *demi-bain*, lorsque l'eau monte jusqu'à l'ombilic ; *bain de siége, bain de*

pieds (pédiluve), bain de mains (manu-
luve).

Les effets des bains partiels sur l'é-
conomie sont en petit ce que sont en
grand ceux des bains entiers.

Des demi-bains.

Les *demi-bains* conviennent surtout
aux personnes qui ne peuvent supporter
les bains entiers , à cause de l'oppression qu'ils leur occasionent. On peut
les employer chauds ou froids, selon les
effets que l'on veut produire. Les demi-
bains froids conviennent beaucoup aux
jeunes filles , dont les organes génitaux
manquent de ton; ils conviennent aussi
dans le traitement de certaines affections chroniques du vagin et de la matrice. Les demi-bains, très-chauds, sont
aussi quelquefois employés comme excitans. Ceux portés à une température
moyenne , conviennent comme sédatifs
et relâchans.

Des bains de siége.

Les *bains de siége* peuvent, de même que les demi-bains, être employés à froid ou à chaud, selon les indications auxquelles on veut satisfaire. On les emploie souvent à chaud, pour disposer les parties génitales à l'accouchement; on les emploie aussi très-communément pour favoriser l'évacuation des menstrues, ou faire saigner les piqûres de sangsues appliquées au pourtour de l'anus, ou bien encore pour rappeler le flux hémorrhoïdal.

On peut faire usage, dans le même but, de bains de vapeurs locaux.

Des bains de pieds (pédiluves).

Les *bains de pieds* ne sont guère employés qu'à chaud. C'est surtout lorsque le sang se porte avec trop de force vers es parties supérieures, qu'on en recommande l'usage ; ainsi, lorsque la tête est lourde, pesante, douloureuse, lorsque les malades se plaignent d'étourdisse-mens ou de bourdonnemens d'oreilles, on ordonne des bains de pieds chauds, auxquels on ajoute le plus souvent une substance irritante, afin de produire en même temps une dérivation sur la peau. Ainsi on recommande presque toujours de mettre dans l'eau, du sel, du vinaigre, de la cendre, de la farine de moutarde, etc.

Le bain de pieds, pour produire l'effet désiré, doit durer au moins dix minutes ou un quart-d'heure.

Le bain de pieds froid, produit le refoulement du sang vers les parties supérieures, et peut, sous ce rapport, avoir de graves inconvéniens ; il peut aussi donner lieu à une suppression fâcheuse de la transpiration.

Des bains de mains (manuluves).

Les *bains de mains* agissent de la même manière que les bains de pieds; on les emploie assez souvent dans certaines affections du cœur et des poumons, dans les hémorrhagies nasales ou pulmonaires, etc.

————

DES CATAPLASMES.

Tout le monde connaît l'espèce de médicament auquel on donne le nom de cataplasme; c'est une espèce de bouillie faite avec des substances dont la nature varie selon l'effet qu'on veut en obtenir.

Les cataplasmes peuvent être *émolliens, suppuratifs, calmans, résolutifs, toniques, excitans, irritans,* etc. Nous ne traiterons, dans cet article, que de

9

ceux dont les sages-femmes sont le plus souvent appelées à faire usage.

Les cataplasmes peuvent être chauds, tièdes ou froids, selon l'indication qui se présente. On les applique à nu sur la peau, ou bien entre deux linges.

CATAPLASMES ÉMOLLIENS.

Ces cataplasmes se font, le plus ordinairement, avec la farine de graine de lin et l'eau de guimauve. On peut aussi les composer avec de la mie de pain et du lait, ou bien encore avec la poudre de feuilles de mauve ou de guimauve délayée dans une décoction émolliente quelconque.

Exemple.

♃ Farine de graine de lin. . . ℔ j
Délayez et faites bouillir dans suffisante quantité d'eau de guimauve.

Les cataplasmes émolliens doivent être appliqués chauds. Ils sont d'un

grand secours dans l'engorgement inflammatoire des mamelles (*poil*) qui
survient si souvent après les couches.
Ils conviennent aussi dans l'inflammation des parties génitales externes, et
dans celles de la matrice et du péritoine. Dans ces deux dernières, le poids des
cataplasmes incommode souvent les
malades; il vaut mieux alors avoir recours à l'usage des fomentations. Les
points de côté dont les femmes sont
souvent affectées, se dissipent presque
toujours sous l'influence des cataplasmes émolliens; cependant, dans la plu-
part des cas, il vaut mieux employer
les cataplasmes narcotiques ou calmans.

Les cataplasmes émolliens doivent
être renouvelés toutes les quatre ou cinq
heures au plus tard.

CATAPLASMES SUPPURATIFS.

On appelle ainsi ceux qui semblent
favoriser la formation et l'ouverture des

abcès. On a souvent occasion de les employer dans l'inflammation des mamelles, lorsque la résolution paraît impossible, et que les malades redoutent beaucoup l'instrument tranchant.

Exemple.

♃ Cataplasme émollient ordinaire.. .. . . ℔ j
Pulpe d'ognons de lis (*cuits sous la cendre*). . . . . . . ℥ iij
Onguent de la mère. . . . . ℥ ij
Mêlez exactement.

CATAPLASMES RÉSOLUTIFS.

Ces cataplasmes, qui semblent favoriser la résolution de l'inflammation, sont quelquefois d'une grande utilité dans le traitement du *poil* et de certaines inflammations des organes génitaux externes. Toutefois il faut être très-réservé sur leur emploi, et ne les mettre en usage que lorsqu'ils sont parfaitement indiqués.

Exemple.

℞ Cataplasme émollient. . . ℔ j
Arrosez avec extrait de saturne. . . . . 5 iij

CATAPLASMES NARCOTIQUES OU CALMANS.

Ces cataplasmes sont souvent d'un grand secours, lorsque les douleurs qu'éprouvent les malades sont très-intenses ; ainsi, dans le *poil*, dans le *point de côté*, dans la métrite et dans la péritonite, lorsque les malades souffrent beaucoup, un cataplasme narcotique produit souvent de très-bons effets.

Premier exemple.

℞ Farine de graine de lin. . . ℔ j
Délayez et faites bouillir dans suffisante quantité d'eau de pavot.

Deuxième exemple.

24 Cataplasme émollient.. . . . ℔ j
Arrosez au moment de l'appli-
    quer avec laudanum de *Sy-*
    denham. . . . . gutt. xxx

DES SINAPISMES.

Les sinapismes ne sont autre chose
que des cataplasmes faits avec de la farine de graine de moutarde délayée dans
du bon vinaigre.

Leur emploi est indiqué toutes les
fois qu'on veut obtenir une dérivation
vers un point quelconque.

Chez les femmes en couches, lorsque le sang se porte avec trop de force
vers la tête ou la poitrine, il faut recourir aux sinapismes appliqués aux pieds,
aux jambes ou aux cuisses. L'emploi de
ces cataplasmes irritans convient aussi

lorsqu'on veut rappeler le sang des rè-gles ou le flux hémorrhoïdal.

Les sinapismes doivent être appliqués à nu sur la peau. Souvent il convient de faire précéder leur application de fric-tions avec un linge imbibé de vinaigre.

Exemple.

℞ Farine de moutarde. . . . ℔ j
Délayez dans vinaigre très-fort. q. s.

Les sinapismes doivent avoir la même consistance que les cataplasmes.

On les laisse en place jusqu'à ce que la peau sur laquelle on les a appliqués soit bien rouge. Le plus souvent ils ont produit leur effet au bout d'une demi-heure.

Lorsqu'on se propose seulement de rougir légèrement la peau, on se con-tente de faire un cataplasme émollient, que l'on saupoudre, au moment de l'appliquer, avec de la farine de mou-tarde.

DES FOMENTATIONS.

On appelle ainsi l'application , sur la peau , de compresses ou de flanelles imbibées d'un liquide quelconque , froid ou chaud.

Les fomentations peuvent être émollientes , narcotiques ou calmantes , astringentes , etc.

FOMENTATIONS ÉMOLLIENTES.

Ces fomentations sont celles qu'on emploie le plus souvent; elles conviennent beaucoup dans l'inflammation de la matrice et du péritoine , surtout lorsque les malades ne peuvent , en aucune manière , supporter le poids des cataplasmes. On les applique alors sur le ventre , et à chaud. Elles doivent être souvent renouvelées.

La flanelle est préférable au linge , en ce qu'elle ne se refroidit pas comme lui.

Exemple.

♃ Décoction de graine de
lin. . . . . } aa p. eg
   —   de guimauve.

Trempez la flanelle dans le liquide,
et appliquez-la sur la partie malade.

FOMENTATIONS NARCOTIQUES OU CALMANTES.

Premier exemple.

♃ Décoction de morelle. } aa p. eg
   —   de jusquiame.

Deuxième exemple.

♃ Décoction de graine de
lin. . . . . } aa p. eg
   — de têtes de pavot.

FOMENTATIONS ASTRINGENTES.

Ces fomentations conviennent, surtout dans les pertes utérines ou autres.

Elles se pratiquent au moyen de compresses trempées dans de l'eau froide simple ou mêlée à une certaine quantité de vinaigre. Dans les pertes utérines, on les applique sur le ventre, les cuisses et les parties génitales; dans l'hémorrhagie nasale, sur le front, les tempes et les joues; dans les hémorrhagies pulmonaires, autour de la poitrine.

DES LAVEMENS OU CLYSTÈRES.

On appelle ainsi les injections que l'on fait dans le rectum, soit pour le débarrasser des matières stercorales qu'il contient, soit pour y introduire des alimens ou des médicamens que l'estomac ne saurait supporter.

Les lavemens peuvent être *émolliens, calmans, purgatifs, nutritifs*, etc.

La quantité du liquide injecté ne doit pas dépasser une chopine ou une livre, autrement les malades seraient forcés de le rendre aussitôt, et son effet deviendrait nul.

Les lavemens peuvent être administrés chauds, tièdes ou froids : presque toujours on les donne chauds.

La seringue dont on se sert doit être garnie à son extrémité d'une sonde en gomme élastique, et non d'un bout en bois; c'est le plus sûr moyen d'éviter des lésions qui pourraient avoir les plus fâcheux résultats.

Ire OBSERVATION.

« Une malade eut la partie posté-
« rieure du rectum perforée par la ca-
« nule d'une seringue à lavemens, et
« le liquide contenu dans l'instrument
« fut poussé dans la cavité du bassin,
« au lieu d'être porté dans celle du gros
« intestin. Cet accident donna lieu im-
« médiatement à des douleurs très-vio-
« lentes et à des symptômes très-graves.

« Néanmoins, sous l'influence d'injec-
« tions tièdes, l'état de la malade ne
« tarda pas à s'améliorer.

« Une portion du rectum fut frappée
« de gangrène, et expulsée six jours
« après par l'anus; alors, en portant
« l'indicateur dans l'intestin, on distin-
« gua une large ouverture à sa face pos-
« térieure. Les matières fécales, aux-
« quelles cette solution de continuité
« offrait un passage, s'introduisaient
« entre le rectum et le sacrum, et il fal-
« lait, pour en débarrasser la malade,
« y injecter une grande quantité de li-
« quide émollient.

« Le docteur *Graefe*, qui avait été
« consulté, ordonna une nourriture vé-
« gétale, des pilules composées de gal-
« banum et de myrrhe, des injections
« préparées avec la térébenthine de Ve-
« nise, le jaune d'œuf et l'eau distillée
« de camomille; enfin l'introduction,
« dans le rectum, d'une anse d'intestin

« d'un animal remplie d'eau ou d'air, et
« liée à ses deux extrémités.

« Par ce dernier moyen, la paroi
« postérieure du rectum se trouva im-
« médiatement appliquée au sacrum,
« et, au bout de deux mois, l'ouvertu-
« re accidentelle fut complètement ci-
« catrisée, sans le moindre rétrécisse-
« ment à l'intestin. »

(Journal analytique.)

IIe OBSERVATION.

« Gay, âgé de 70 ans, était entré à
« la clinique de M. *Chomel*, pour une
« affection organique du cœur et une
« diarrhée légère.

« Un lavement lui ayant été donné,
« il sentit une vive douleur lors de l'in-
« troduction de la canule, et fut pris
« bientôt après d'accidens qui le con-
« duisirent à la mort.

« L'autopsie cadavérique fit reconnaî-
« tre une ulcération de la muqueuse de

10

« l'intestin , détruite de part en part
« dans l'étendue d'une pièce de 10 sous;
« les bords en étaient frangés , et de ce
« point partaient des fusées de pus in-
« filtré dans le tissu cellulaire sous-mu-
« queux et sous-péritonéal. » (*Journal
analytique, avril* 1828.)

LAVEMENT ÉMOLLIENT.

℞ Décoction de racine de gui-
    mauve. . . . . ℔ j
Huile d'olive fraîche.. . . . . . ℥ j

Ce lavement convient beaucoup dans
les inflammations de l'abdomen, et, en
particulier , dans celle des intestins; il
doit être donné chaud, et renouvelé
plusieurs fois le jour.

LAVEMENT CALMANT.

Premier exemple.

℞ Décoction de graine de
    lin. . . . .   aa ℔ ʒß
  — de têtes de pavot.

Deuxième exemple.

℞ Décoction de graine de
lin. . . . .   ℔ j

Laudanum liquide de *Sy-*
denham. . . . .   gutt. x

On ajoute le laudanum au moment
de donner le lavement.

Ces lavemens sont indiqués toutes les
fois que les malades éprouvent de vio-
lentes coliques.

LAVEMENT PURGATIF.

Premier exemple.

℞ Infusion de follicules de
séné. . . . .   ℔ j
Sulfate de soude. . . . .   ʒ iv

On ajoute le sel après avoir passé l'infusion, et au moment même de donner
le remède.

Deuxième exemple.

℞ Décoction de graine de lin. ℔ j
Huile de ricin fraîche. . . . . . ℥ ij

On donne ces lavemens dans le cas de constipation opiniâtre, et lorsqu'on veut établir un point de dérivation sur le canal intestinal.

LAVEMENS NUTRITIFS.

Ils se donnent le plus ordinairement avec le lait ou le bouillon gras.

DES INJECTIONS.

On appelle ainsi des médicamens liquides qu'on injecte, au moyen d'une seringue, dans le vagin ou dans le rectum.

La nature des injections varie nécessairement selon les cas auxquels on a affaire.

Le liquide peut être *émollient*, *narcotique*, *astringent* ou *tonique*.

Les injections émollientes se font le plus ordinairement avec l'eau de guimauve ou de graine de lin ; elles conviennent beaucoup dans les inflammations qui surviennent au col de la matrice et au vagin après l'accouchement.

Les injections narcotiques sont indiquées toutes les fois qu'on veut calmer des douleurs intenses ou procurer un peu de sommeil aux malades. Ces injections se font avec la décoction de têtes de pavot ou bien avec l'eau de graine de lin, à laquelle on ajoute 8 ou 10 gouttes de laudanum de *Sydenham*.

Les injections astringentes doivent être mises en usage à la fin de certaines inflammations, et pour diminuer ou suspendre les écoulemens blancs qui en sont si souvent la suite.

Premier exemple.

♃ Eau de rose. . . . . ℥ viij

S. Acétate de plomb. . . . ℈ j

Deuxième exemple.

♃ Décoction de grenade. . ℥ viij

Sulfate de zinc. . . . . . . gr. vj

Les injections toniques sont d'un grand secours contre la gangrène superficielle qui survient quelquefois à la face interne des grandes lèvres et du vagin, après l'accouchement. Elles doivent être faites avec l'infusion vineuse de roses rouges, ou bien encore avec la décoction de quinquina.

DES VÉSICATOIRES.

On appelle ainsi des médicamens qui, appliqués sur la peau, donnent lieu au soulèvement de l'épiderme, et ensuite à une plaie que l'on entretient pendant un temps plus ou moins long. Lorsqu'on laisse immédiatement sécher la plaie, le vésicatoire est dit *volant*.

Les vésicatoires sont de plusieurs sortes.

Le plus usité est celui qui consiste à étendre sur un morceau de peau un emplâtre simple, que l'on couvre de poudre de cantharides.

On se sert aussi très-fréquemment d'un taffetas gommé recouvert de plusieurs couches de teinture de cantharides, *c'est le vésicatoire anglais*.

Avant que d'appliquer le vésicatoire, il convient de frictionner la peau avec la main seule, ou, mieux encore, avec un linge imbibé de vinaigre.

On doit serrer convenablement le pansement, afin que l'emplâtre ne se dérange pas.

Au bout de 24 heures, on enlève le pansement, et on trouve sous le vésica-toire, une cloche plus ou moins consi-

dérable, que l'on coupe à sa circonfé-
rence avec des ciseaux mousses, ayant
soin de laisser l'épiderme en place, afin
d'éviter aux malades d'atroces douleurs.

On panse avec de la poirée et du
beurre frais.

Dès le lendemain ou le surlendemain,
l'épiderme mortifié tombe, et la plaie,
qui reste à nu, est beaucoup moins douloureuse qu'elle ne l'eût été le premier
jour.

Les pansemens subséquens doivent
être faits avec la pommade épispastique
que l'on étend sur du linge ou sur de la
poirée, ou bien encore avec la pommade au garou. Cette dernière pommade convient de préférence chez les
personnes dont les voies urinaires sont
très-irritables.

Les pansemens doivent être renouvelés toutes les 24 heures au plus tard.

DES TISANES.

Les tisanes servent de boisson habituelle aux malades. Elles ne contiennent qu'une très-petite quantité de principes médicamenteux.

On les prépare le plus souvent par infusion ou par décoction.

Les tisanes sont de diverses espèces, selon les indications qui se présentent à remplir. Elles peuvent être adoucissantes, calmantes, diurétiques, diaphorétiques, emménagogues, toniques, astringentes, vermifuges, etc. Pour les rendre moins désagréables, on est dans l'habitude de les édulcorer avec de la réglisse, du sucre, du miel ou un sirop approprié à la nature de la maladie qu'on traite.

TISANES ADOUCISSANTES.

Premier exemple.

℞ Gomme arabique. . . . . . ℥ j
Faites dissoudre dans eau. . ℔ ij

Ajoutez à chaque tasse, une cuille
rée de sirop de guimauve.

Deuxième exemple.

℞ Fleurs de mauve et de vio-
lette. . . . . āā ℥ j

Faites infuser dans eau bouillante. . . . . ℔ ij

Ajoutez à chaque tasse, sirop de
gomme, une cuillerée à café.

La tisane adoucissante convient toutes
les fois qu'on a une inflammation à traiter, comme celle de la matrice, du péritoine, des intestins, de l'estomac, des
poumons, etc.

TISANES CALMANTES.

Premier exemple.

℞ Fleurs de tilleul et feuilles
d'oranger. . . . . āā ℥ j

Faites infuser dans eau bouillante . . . . ℔ ij

Ajoutez à chaque tasse, sirop de fleurs d'oranger, une cuillerée à café.

Deuxième exemple.

℞ Fleurs de chèvre-feuille et de coquelicot . . . . āā ꝫ j

Faites infuser dans eau bouillante . . . . ℔ ij

Ajoutez à chaque tasse, une cuillerée à café de sirop.

La tisane calmante est surtout indiquée lorsque le système nerveux est fort irrité, comme il arrive pendant et après le travail de l'accouchement.

TISANES DIURÉTIQUES.

Premier exemple.

℞ Racine de chiendent coupée. . . . . ꝫ j

Faites bouillir dans eau . . . ℔ ij

Ajoutez nitrate de potasse. gr. xij

Sirop de capillaire, une cuillerée à café, par tasse.

Deuxième exemple.

♃ Racine d'asperge coupée. } aa ℥ ℈
    de fraisier. . . . }

Faites bouillir dans eau. . ℔ ij

Ajoutez sirop de limon, une cuillerée à café par chaque tasse.

La tisane diurétique est indiquée
toutes les fois qu'on veut augmenter la
sécrétion des urines, et rendre leur cours
plus facile.

TISANES DIAPHOBÉTIQUES (*Sudorifiques*).

Premier exemple.

♃ Feuilles de bourrache. . ℥ j
Faites infuser dans eau bouil-
    lante. . . . . ℔ ij
Ajoutez sucre. . . . . ℥ ij

Deuxième exemple.

♃ Fleur de sureau. . . . . ℥ ij
Faites infuser dans eau bouil-
    lante . . . . ℔ ij

Ajoutez sirop de limon, une cuillerée à café par chaque tasse.

Troisième exemple.

Sassafras rapé . . . . 3 j
Faites infuser dans eau bouil-
    lante. . . . . ℔ ij
Ajoutez sirop de groseilles, une cuil-
lerée à café par chaque tasse.

Les tisanes diaphorétiques conviennent toutes les fois qu'on veut exciter
la sueur; elles doivent être données
bien chaudes.

TISANE EMMÉNAGOGUE.

Premier exemple.

Sommités de matricaire , une pincée.
Faites infuser dans eau
    bouillante. . . . . ℔ ij
Ajoutez sucre. . . . . . . ℥ ij

Deuxième exemple.

♃ Feuilles de sabine . . . . . ℈ j

Faites infuser dans eau bouillante. . . . . ℔ ij
Ajoutez miel. . . . . ℥ ij

Les tisanes emménagogues sont souvent d'un grand secours, lorsqu'on
veut remédier à la suppression des règles. Il faut, avant de les administrer,
se bien assurer que la matrice est vide,
et, dans le cas de doute, s'abstenir.

TISANE TONIQUE.

Premier exemple.

℞ Écorce de quinquina. . . . ℥ ß
Faites bouillir dans eau. . . . . ℔ ij
Ajoutez sucre ou miel. . . . . ℥ ij

Deuxième exemple.

Fleurs de camomille romaine. ℥ ß
Sommités de petite centaurée. ʒ j
Faites infuser dans eau bouil-
lante. . . . . ℔ ij
Ajoutez miel ou sucre. . . . . . ℥ ij

Les tisanes toniques produisent de très-bons effets, lorsqu'il s'agit de relever le ton de l'estomac, et de fortifier l'économie.

TISANE ASTRINGENTE.

Premier exemple.

℞ Racine de grande consoude. ℥ j
Faites bouillir dans eau.. . . . . ℔ ij
Ajoutez sirop de coing, une cuillerée à café par chaque tasse.

Deuxième exemple.

Racine de ratanhia. . . . . . . ℥ ß
Faites bouillir dans eau com-
    mune. . . . . ℔ ij
Ajoutez sirop de grande consoude, une cuillerée à café par chaque tasse.

Troisième exemple.

℞ Riz mondé. . . . . ℥ ß
Faites bouillir dans eau. . . . . ℔ ij

Ajoutez sirop de coing, une cuillerée à café par chaque tasse.

Les tisanes astringentes conviennent beaucoup dans les cas de pertes, et en particulier dans celles de l'utérus. Bien entendu que, pour rendre leur effet plus certain, il convient de leur adjoindre les autres moyens appropriés. On les emploie aussi contre la diarrhée.

TISANE VERMIFUGE.

℞ Mousse de corse. . . . . ℥ ß
Faites bouillir dans eau. . . . . . ℔ ij
Ajoutez suc exprimé de citron. ℥ j
Miel. . . . . ℥ ij

DES BOUILLONS MÉDICINAUX.

Les bouillons dont on fait le plus souvent usage en médecine, sont ceux d'*herbes*, de *veau* et de *poulet*. Les deux premiers sont fréquemment employés

pour préparer et faciliter l'effet des purgatifs.

BOUILLON D'HERBES.

℞ Feuilles d'oseille. . .   ⎫
   —   de poirée. . . ⎬ ãã poig. j
   —   de laitue. . . ⎭
Cerfeuil.. . . . .   pincée j
Faites bouillir pendant
  20 ou 30 minutes
  dans eau. . . . . . .   ℔ ij
Ajoutez sur la fin un petit morceau
de beurre frais et quelques grains de
sel de cuisine.

BOUILLON DE VEAU.

℞ Veau maigre. . . . . ℥ iv
Faites bouillir pendant deux
  heures dans eau. . . . . ℔ ij
Ajoutez sur la fin quelques navets,
un peu de cerfeuil et quelques grains
de sel.

BOUILLON DE POULET.

♃ Poulet maigre. . . . . . . un quart
Faites bouillir pendant deux

    heures dans eau.. . . . .   ℔ ij
Ajoutez sur la fin un navet et quelques feuilles d'oseille.

DES POTIONS.

On désigne, sous ce nom, des prépa-
rations liquides que l'on administre ordinairement par cuillerées à bouche et
et à des époques plus ou moins rap-
prochées. Leur composition varie sui-
vant les indications qu'on se propose
de remplir. Nous ne reproduirons ici
que celles dont on fait le plus souvent
usage.

POTIONS ANTI-SPASMODIQUES (CALMANTES).

Premier exemple.

℞ Infusion de fleurs de tilleul 〉
      de feuilles d'oranger. 〉 aa ℥ ij

Liqueur minérale anodine
      d'*Hoffman*. . . . . ʒ ß

Sirop diacode. . . . . ℥ ß

Sirop simple. . . . . ℥ j

Deuxième exemple.

Eau distillée de laitue. . . . . ℥ iv

Laudanum liquide de *Sy-*
      denham. . . . . gutt. xx

Sirop de fleurs d'oranger. ℥ j

Troisième exemple.

Eau distillée de chèvre-feuille. ℥ iij

— de fleurs d'oranger. . . . . ℥ ß

Sirop de pavot blanc. . . . . ℥ ß

— d'éther. . . . . ℥ j

La fiole doit être tenue exactement
bouchée.

Les potions anti-spasmodiques sont indiquées toutes les fois qu'il s'agit de calmer les mouvemens nerveux auxquels les femmes sont très-sujettes pendant leur grossesse, et au moment du travail de l'accouchement.

POTIONS TONIQUES.

Premier exemple.

℞ Eau distillée de menthe
poivrée.. . . . . } $\overset{\sim}{aa}$ ℥ ij
— de cannelle. . . . . }
Sirop d'écorces d'oranger. ℥ j

Deuxième exemple.

℞ Eau distillée de melisse. . . ℥ iv
Acétate d'ammoniaque . . . . . ℥ j
Sirop de cannelle. . . . . . . ℥ j

Troisième exemple.

℞ Décoction de quinquina concassé. . . . . , ... ℥ iv
Teinture d'angélique. . . . . . ʒ j
Sirop de menthe. . . . . ℥ j

Les potions toniques doivent être ad-
ministrées contre la faiblesse de l'estomac et l'épuisement des forces.

POTIONS PECTORALES.

Premier exemple.

℞ Eau distillée de mauve.   ⎱
     — de violettes. . . .   ⎰ āā ℥ ij
Gomme arabique. . . . .   ℨ j
Sirop d'œillet. . . . . . .   ℥ j
Triturez.

Deuxième exemple.

℞ Looch blanc du codex. . . . ℥ v
Les potions pectorales conviennent
dans les inflammations aiguës de poitrine, accompagnées de toux plus ou moins
vive.

POTIONS PURGATIVES.

Premier exemple.

℞ Follicules de séné. . . . . . ℨ ij
Manne. . . . . ℥ ij

(130)

Sulfate de soude (sel de Glauber). ℥ ij
Eau. . . . . ℥ v

A prendre en une seule fois, le matin à jeun.

Deuxième exemple.

℞ Huile de ricin fraîche. . . ℥ ij
Faites prendre dans une tasse de
bouillon d'herbes très-chaud.

Troisième exemple.

℞ Sulfate de soude (sel de Glau-
ber). . . . . ℥ j
Faites dissoudre dans une tasse de
bouillon d'herbes très-chaud, et administrez en une seule fois.

Quatrième exemple.

℞ Eau de Sedlitz, deux ou trois verres
le matin à jeun, à une demi-heure d'intervalle.

L'usage des purgatifs doux est souvent indiqué pendant la grossesse et durant les suites de couches.

Lorsque les femmes ne nourrissent pas, le plus sûr moyen de faire *passer* le lait, et de tranquilliser l'esprit, c'est d'administrer un ou plusieurs purgatifs.

Nous sommes loin de partager l'opinion de ceux qui rejettent l'emploi de ces remèdes, en disant que le lait ne peut, par sa présence, occasioner aucun trouble dans l'économie. Et, d'ailleurs, lors même que les purgatifs ne feraient que rassurer les malades sur leur santé future, il faudrait encore y avoir recours, puisque leur usage ne peut avoir aucune espèce d'inconvénient. Il n'en serait pas de même des drastiques.

POTIONS VOMITIVES.

Premier exemple.

℞ Émétique . . . . gr. iij
Faites dissoudre dans eau. 2 verres
A prendre en trois doses, à demi-

heure de distance. Si les deux premières doses produisaient beaucoup d'effet, on ne donnerait pas la troisième.

Il faut faire usage d'eau tiède dès que les envies de vomir se font sentir.

Deuxième exemple.

Ipécacuanha en poudre. . gr. xxxvj

Faites dissoudre dans eau, 2 verres, et administrez de la même manière que l'émétique.

Les vomitifs peuvent être utiles pendant le cours de la grossesse, lorsque l'estomac est surchargé. Ils sont aussi quelquefois indiqués au début de certaines inflammations, comme, par exemple, la péritonite puerpérale. Toutefois ils doivent être employés avec beaucoup de prudence et de circonspection, car leur usage n'est pas toujours sans inconvénient.

POTION VERMIFUGE.

℞ Eau distillée de petite cen-
taurée. . . . . ℥ iv
Vin de fougère . . . . ℥ ß
Sirop de fleurs de pêcher. : ℥ j

TRAITEMENT

ANTI-SYPHILITIQUE.

Lorsqu'il est reconnu qu'une femme est affectée de syphilis, il faut, de toute nécessité, la traiter, non par les anti-phlogistiques, car ces moyens ne guérissent pas la syphilis, mais bien par les mercuriaux et les sudorifiques.

Voici le traitement qui convient le mieux, et dont les malades sont rarement incommodées.

1° Chaque jour trois ou quatre verres de la tisane suivante :

℞ Squine. . . . . . . , . . .
Gaïac. . . . . } aa ℥ j
Salsepareille . . . .

Faites bouillir dans une pinte et demie d'eau , et réduisez à une pinte.

Ajoutez à chaque verre, une cuillerée à bouche de sirop de *Cuisinier*.

2° Matin et soir, une pilule composée comme il suit :

Extrait de gaïac. . . . . . gr. iij
— d'opium gommeux. gr. ß
Sublimé corrosif. . . . . . gr. 1/5

Lorsque le traitement dure depuis quelque temps, donnez trois pilules par jour, au lieu de deux, savoir : une le matin, une à midi, et l'autre le soir.

3° Les bains chauds, plus ou moins réitérés, selon le besoin, sont souvent d'un grand secours.

4° Le régime doit être, autant que possible, adoucissant.

TRAITEMENT PAR LES FRICTIONS.

Au lieu de donner le mercure à l'intérieur, on l'administre quelquefois à l'extérieur, en frictions. Ce mode de traitement convient aux malades dont les voies digestives sont en mauvais état ; mais il a l'inconvénient de déterminer fréquemment la salivation, de tenir les malades dans un état constant de malpropreté, et de trahir le genre de maladie auquel on a affaire.

Les frictions se font ordinairement tous les deux jours, d'abord avec un demi-gros, puis avec un gros d'onguent mercuriel double. On frictionne alternativement les jambes et les cuisses.

TRAITEMENT PAR LA LIQUEUR.

Au lieu de donner le mercure en pilules ou en frictions, beaucoup de praticiens l'administrent en dissolution, et, presque toujours, c'est à la liqueur de

Van-Swieten qu'ils donnent la préférence.

Ils administrent, matin et soir, une cuillerée à café de cette liqueur dans un verre de lait.

Il arrive souvent qu'à la suite de cette médication, les malades sont prises de maux d'estomac, qui les forcent de renoncer à la liqueur.

Voyez, pour plus de détails, notre *Traité complet d'accouchemens*, pag. 500.

NOUVEAU TRAITEMENT

DE LA PÉRITONITE PUERPÉRALE.

Tous les praticiens savent combien de moyens ont été, tour à tour, employés contre la péritonite puerpérale, et presque toujours sans succès.

Dans ces derniers temps, un charlatan a vanté les frictions mercurielles sur l'abdomen, et l'usage intérieur du calomel ; mais ce mode de traitement ne paraît pas être plus efficace que ceux qui l'ont précédé. (*Voyez*, pour les doses, notre *Cours complet d'accouchement*, page 484.)

Un médecin portugais, fort distingué, a tout récemment soutenu, à la Faculté de Paris, une thèse sur la presque infaillibilité de l'essence de térébenthine contre la péritonite. Son opinion est basée sur de nombreuses observations empruntées à divers auteurs.

Il paraîtrait, d'après lui, que la saignée est plus nuisible qu'utile, et que la térébenthine agit avec d'autant plus de sûreté, que son usage n'a été précédé d'aucune évacuation sanguine.

Voici comment le médecin portugais conseille d'administrer le médicament :

« La dose ordinaire est d'un à deux
« gros ; on la mêle avec du lait, une
« émulsion, de l'eau sucrée, une eau
« aromatique, etc.

(138)

« Cette dose peut être répétée toutes
« les trois ou quatre heures , et jusqu'à
« ce qu'on ait obtenu l'effet désiré. Il
« est même prudent de ne cesser l'usage
« de ce remède que quelque temps après
« la disparition des symptômes, en ayant
« soin , toutefois , de diminuer progres-
« sivement la dose. »

M. *Fernandez* pense que l'essence de
térébenthine, donnée en lavemens , devrait produire des effets très-avantageux,
en ce qu'elle agirait plus près des organes malades.

Il pense aussi que des frictions légè-
res , faites sur l'abdomen avec des flanelles imbibées d'essence , pourraient ame-
ner les plus heureux résultats.

Pour plus de sûreté, on devrait administrer le remède en même temps à
l'extérieur et à l'intérieur.

FIN.

TABLE DES MATIÈRES.

FIN DE LA TABLE.

www.ingramcontent.com/pod-product-compliance
Ingram Content Group UK Ltd.
Pitfield, Milton Keynes, MK11 3LW, UK
UKHW022351090726
13658UKWH00002B/584